# Datenmedizin

Olaf Gaus  ·  Kai Hahn
Hrsg.

# Datenmedizin

Telemonitoring von Gesundheitsdaten
im häuslichen Umfeld und in der Pflege

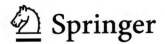

*Hrsg.*
Olaf Gaus
Fakultät V - Digitale Modellregion
Gesundheit Dreiländereck
Universität Siegen
Siegen, Deutschland

Kai Hahn
Fakultät V - Medizinische Informatik
und Mikrosystementwurf
Universität Siegen
Siegen, Deutschland

ISBN 978-3-662-68392-7      ISBN 978-3-662-68393-4    (eBook)
https://doi.org/10.1007/978-3-662-68393-4

Die Deutsche Nationalbibliothek verzeichnet diese Publikation in der Deutschen Nationalbibliografie;
detaillierte bibliografische Daten sind im Internet über https://portal.dnb.de abrufbar.

Planung/Lektorat: Renate Scheddin
Springer ist ein Imprint der eingetragenen Gesellschaft Springer-Verlag GmbH, DE und ist ein Teil von
Springer Nature.
Die Anschrift der Gesellschaft ist: Heidelberger Platz 3, 14197 Berlin, Germany

Das Papier dieses Produkts ist recyclebar.

*Widmung*
**Dieses Buch ist Prof. Dr. rer. nat. Rainer Brück gewidmet.**

*Als Inhaber der Professur für Medizinische Informatik und Mikrosystementwurf an der Lebenswissenschaftlichen Fakultät der Universität Siegen war er der Spiritus Rector für das DataHealth-Projekt. Wir bedanken uns herzlich für seinen unermüdlichen Einsatz und für seine fachliche wie kollegiale Unterstützung auf diesem neuen Gebiet der Datenmedizin.*
*Die Autor\*innen Olaf Gaus, Kai Hahn, Nick Brombach, Nabeel Farhan, Alexander Keil, Stella Rosinski*

# Danksagung

An dieser Stelle möchten wir uns bei all denjenigen bedanken, die uns während der Anfertigung dieses Buches unterstützt und motiviert haben.

Zuerst gebührt unser Dank dem Team der „Digitalen Modellregion Gesundheit Dreiländereck" für die Mitarbeit, die hilfreichen Anregungen und die konstruktive Kritik bei der Erstellung des Textes.

Ein herzliches Dankeschön gebührt auch den Hausarztpraxen Dr. med. Jozsef Marton und Fudu Yu sowie der Lebensgemeinschaft Christlicher Senioren gGmbH als Projektpartner. Auch bedanken wir uns bei dem Projektträger, dem Regionalverein LEADER-Region 3-Länder-Eck e. V.

Ein weiterer Dank gilt der Gemeinde Burbach und der Initiative „LebensWERTE Dörfer".

# Kontakt

**Dr. Olaf Gaus**
  Digitale Modellregion Gesundheit Dreiländereck (DMGD),
  Lebenswissenschaftliche Fakultät der Universität Siegen
  Adolf-Reichwein-Straße 2a
  57076 Siegen, Deutschland
  www.dmgd.de

# Inhaltsverzeichnis

# Autorinnen und Autoren

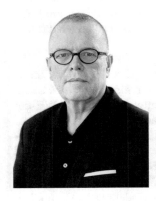

**Dr. rer. pol. Olaf Gaus, M. A.** Dr. Olaf Gaus ist geschäftsführender Leiter der „Digitalen Modellregion Gesundheit Dreiländereck" (DMGD) an der Lebenswissenschaftlichen Fakultät (LWF) der Universität Siegen. Er befasst sich mit FuE-Konzepten zur digital unterstützten Gesundheitsversorgung im ländlichen Raum. Seine thematischen Schwerpunkte liegen in der digitalen, intersektoralen und interprofessionellen Gesundheitskommunikation, den Formen ärztlicher Delegation, der überlokalen Telemedizin, im Telemonitoring und in gesundheitsökonomischen Geschäftsmodellen. Neben seiner Einbindung in Forschung und Lehre ist er als Koordinator der Forschungsgruppe „Digitale Praxis" der LWF sowie als Gutachter, u. a. für das BMBF tätig.

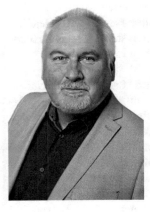

**Dr.-Ing. Kai Hahn** Dr.-Ing. Kai Hahn hat von 1982 bis 1990 Elektrotechnik an der Universität Dortmund studiert. Von 1990 bis 1991 war er als Entwicklungsingenieur bei der DOSIS GmbH in Dortmund tätig. Anschließend arbeitete er von 1991 bis 1998 als Wissenschaftlicher Mitarbeiter am Lehrstuhl für Informatik 1 der Universität Dortmund, wo er 1998 zum Dr.-Ing. promovierte. Anschließend hat er als Oberingenieur und danach als Wissenschaftlicher Mitarbeiter an verschiedenen Stationen der Universität Siegen gearbeitet. Seit 2019 ist er Mitglied des Leitungsteams im Projekt „Digitale Modellregion Gesundheit Dreiländereck" sowie Studiendekan der Fakultät für Lebenswissenschaften der Universität Siegen.

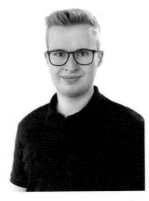

**Nick Brombach, M. Sc.** Nick Brombach studierte Wirtschaftsinformatik im Bachelor- und Masterstudium an der Universität Siegen. Von 2018 bis 2022 war er zunächst am Forschungskolleg Siegen und später in der „Digitalen Modellregion Gesundheit Dreiländereck" tätig. In diesem Zeitraum arbeitete er intensiv am Projekt „DataHealth" mit, wo er eine Lösung zur Überwachung von Vitaldaten im ländlichen Raum entwickelte. Sein Hauptaugenmerk lag dabei auf der partizipativen Softwareentwicklung mobiler Gesundheitsinformationssysteme. Seit 2022 ist Nick Brombach als Wissenschaftlicher Mitarbeiter am Lehrstuhl für Wirtschaftsinformatik an der Universität Siegen beschäftigt.

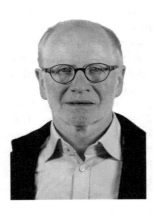

**Prof. Dr. rer. nat. Rainer Brück** Prof. Dr. Rainer Brück ist Inhaber der Professur für „Medizinische Informatik und Mikrosystementwurf" an der LWF der Universität Siegen. Er ist verantwortlich für den Aufbau und die Ausgestaltung des Studienschwerpunktes „Medizinische Informatik" sowie für den Forschungs- und Lehrschwerpunkt „Digital Medicine". Zudem ist er Mitglied im Dekanat der LWF, in der wissenschaftlichen Leitung der „Digitalen Modellregion Gesundheit Dreiländereck" und in verschiedenen Fachverbänden. Sein Fokus in der Forschung liegt in den Bereichen der Biomedizinischen Sensorik und Medizinischen Informatik, der virtuellen und erweiterten Realität für Anwendungen im Gesundheitswesen („XR4Health") sowie der integrierten mobilen Systeme für das Gesundheitsdatenmanagement („Mobile Health-IT").

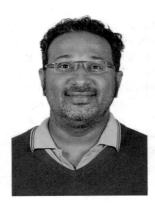

**Prof. Dr. med. Nabeel Farhan** Prof. Dr. med. Nabeel Farhan hat Humanmedizin an der Ruprecht-Karls-Universität Heidelberg studiert und am Deutschen Krebsforschungszentrum promoviert. Danach schloss er die Facharztweiterbildung auf dem Gebiet der Neurochirurgie am Universitätsklinikum Freiburg ab. Zudem absolvierte er den „Master of Medical Education" an der Universität Bern. Im Jahr 2019 erhielt er den Ruf als Professor für Physician Assistance. Seit 2021 begleitet er Projekte der DMGD an der Universität Siegen als Studienarzt mit dem Schwerpunkt „Digitalisierung in der Medizin".

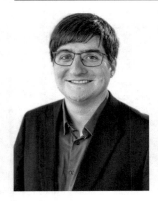

**Dr.-Ing. Alexander Keil, M. Sc.** Dr.-Ing. Alexander Keil hat von 2011 bis 2017 zunächst Informatik in Bachelor und anschließend Technische Informatik im Master studiert. Anschließend hat er als Wissenschaftlicher Mitarbeiter zunächst an der Professur für Medizinische Informatik und Mikrosystementwurf und anschließend am Forschungskolleg der Universität Siegen gearbeitet. Hier hat er bei der Gründung der „Digitalen Modellregion Gesundheit Dreiländereck" mitgewirkt. Seit 2021 widmete er sich seiner Promotion, bei der es um die Konzeptionierung einer neuen Versorgungsform auf Basis von Remote Patient Monitoring geht, und die er 2024 abgeschlossen hat.

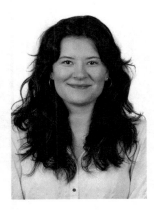

**Stella Rosinski, M. Sc.** Stella Rosinski studierte Psychologie im Bachelor an der Universität Bremen und schloss anschließend ein Masterstudium an der Universität Siegen an. Während ihres Masterstudiums arbeitete sie als Wissenschaftliche Hilfskraft in der „Digitalen Modellregion Gesundheit Dreiländereck" der Universität Siegen. Aktuell ist sie als Psychologin in der Kinder- und Jugendpsychiatrie in Berlin-Buch angestellt. Parallel absolviert sie eine Ausbildung zur psychologischen Psychotherapeutin in der Fachrichtung Verhaltenstherapie bei der Deutschen Gesellschaft für Verhaltenstherapie in Berlin.

# Einleitung

Olaf Gaus, Kai Hahn, Nick Brombach, Rainer Brück,
Nabeel Farhan, Alexander Keil und Stella Rosinski

Der Ansatz des Projektes „DataHealth Burbach – Monitoring von Vitaldaten zur Unterstützung der Gesundheitsversorgung im ländlichen Raum am Beispiel des Burbacher Hickengrunds" ist es, Vitaldaten zu erheben, die einen effektiven Beitrag dazu leisten, die Versorgung größerer Patient*innenpopulationen durch weniger Mediziner*innen auf einem hohen Niveau zu erhalten. Hierfür werden verschiedene Forschungsfragen formuliert, die zentral die Gesundheitsversorgung für den ländlichen Raum einerseits erhalten wollen und andererseits zukünftig verbessern möchten. Das Vorhaben adressiert alle Bürger*innen im Burbacher Hickengrund und wegen der Übertragbarkeit und Schaffung von Synergieeffekten in der „Digitalen Modellregion Gesundheit Dreiländereck" (DMGD) auch darüber hinaus. Das Kernziel des Gesamtkonzepts der DMGD ist der Aufbau einer Datenmedizin zur Entlastung der sektorenübergreifenden, interprofessionellen Gesundheitsversorgung im ländlichen Raum.

Zur Vorbereitung des Forschungsprojekts „DataHealth Burbach" wurde ein Ethikantrag verfasst und beim Ethikrat der Universität Münster zur Genehmigung eingereicht.

Für das Studien- und Entwicklungsvorhaben wurden die Hausärztin und der Hausarzt, deren Mitarbeitende sowie der Pflegedienst in der Pflegeeinrichtung geschult. Die von den teilnehmenden hausärztlichen Praxen rekrutierten Patient*innen wurden regulär in die Studie eingeschrieben und anschließend mit technischen Devices ausgerüstet, wodurch ihnen die Übertragung von Gesundheitsdaten an ihre betreuende Praxis ermöglicht wurde. Die zertifizierten Messgeräte senden über

O. Gaus (✉) · K. Hahn · N. Brombach · R. Brück · A. Keil
Siegen, Deutschland

N. Farhan
Freiburg, Deutschland

S. Rosinski
Berlin, Deutschland

O. Gaus, K. Hahn (Hrsg.), *Datenmedizin*,
https://doi.org/10.1007/978-3-662-68393-4_1

Bluetooth Daten an die Smartphone-Gerätehersteller-App, die diese Daten an die Health-App des Betriebssystems übermittelt. Über eine zuvor im Projekt entwickelte Interface-App erfolgt der Zugriff auf die Daten und deren Weiterleitung an ein Cloud-System. Die hausärztlichen Praxen wurden während den Interventionsphasen über ein Web-Frontend bzw. mittels LDT-Dateien in die Lage versetzt, auf die Gesundheitsdaten zuzugreifen und konnten anhand der vorliegenden Daten entsprechende Maßnahmen durchführen.

Parallel zur Datenerhebung wurde in allen Stadien der Studie die Akzeptanz untersucht. Dazu haben Interviewbefragungen mit den Ärzt*innen, Patient*innen, medizinischen Assistent*innen und dem Pflegepersonal in der Pflegeeinrichtung stattgefunden.

Die Erkenntnisse aus den vorangegangenen Arbeitspaketen wurden analysiert und wissenschaftlich aufbereitet. Neben wissenschaftlichen Publikationen werden Handlungsempfehlungen zu einer digitalen Zielvorstellung abgeleitet, die den Einstieg in ein weiterzuentwickelndes Modell bilden.

# Motivation

Olaf Gaus, Kai Hahn, Nick Brombach, Rainer Brück,
Nabeel Farhan, Alexander Keil und Stella Rosinski

## 2.1 Drohende hausärztliche Unterversorgung

Die digitale Transformation im Gesundheitswesen ist mit Blick auf die intersektorale digitale Versorgung in Deutschland unterrepräsentiert und verlangt dringend nach wissenschaftlich und unternehmerisch ausgerichteten Problemlösungen. Deutschland belegt in der Modernisierung des Gesundheitswesens im Vergleich zu europäischen Nachbarstaaten (17 Länder insgesamt) den vorletzten Platz.[1] Beispielsweise mangelt es bisher sowohl bei der elektronischen Patientenakte (ePA) als auch beim eRezept an einer konsequenten technischen wie auch rechtssicheren Umsetzung.

Die Entwicklung der Altersstruktur in Deutschland von 1950 bis 2010, insbesondere die Prognose bis 2060, macht auf der Grundlage der Daten des Statistischen Bundesamtes deutlich, dass die altersbedingte Morbidität in der Gesamtbevölkerung Deutschlands stark zunimmt. Allein im Zeitraum der Jahre 2000 bis 2010 stieg der Anteil der Bevölkerung in Deutschland über 67 Jahre von 13 % auf 18 % an.[2] Dieser Trend verlangt eine Erweiterung der gesundheitlichen Versorgungsressourcen. Tatsächlich sind diese jedoch besonders in ländlichen Regio-

---

[1] Bertelsmann Stiftung (2018).

[2] Statistisches Bundesamt (Destatis) (2023).

O. Gaus (✉) · K. Hahn · N. Brombach · R. Brück · A. Keil
Siegen, Deutschland

N. Farhan
Freiburg, Deutschland

S. Rosinski
Berlin, Deutschland

O. Gaus, K. Hahn (Hrsg.), *Datenmedizin*,
https://doi.org/10.1007/978-3-662-68393-4_2

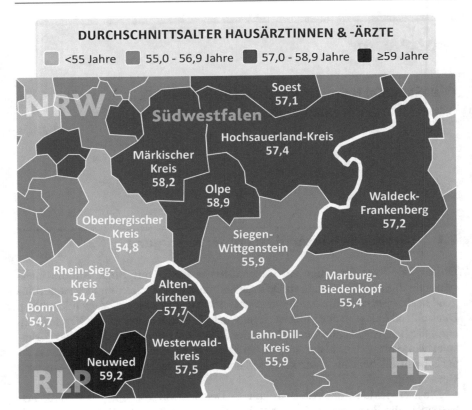

**Abb. 2.1** Durchschnittsalter der Hausärztinnen und Hausärzte im Dreiländereck NRW/RLP/HE 2020. Eigene Darstellung basierend auf den KBV-Gesundheitsdaten 2020 (Letzte Aktualisierung: 17.03.2021. Quelle: Statistische Informationen aus dem Bundesarztregister, KBV. Link: https://gesundheitsdaten.kbv.de/cms/html/16402.php)

nen stark rückläufig, was sich an der deutlich abnehmenden Anzahl der Ärztinnen und Ärzte, aber auch beim Pflegepersonal zeigt.[3]

Dabei droht in den kommenden Jahren insbesondere in ländlichen Regionen wie Südwestfalen eine Unterversorgung aufgrund des demografischen Wandels, der eine zunehmend ältere Patient*innenschaft bei zugleich abnehmendem ärztlichen und pflegerischen Personal zur Folge hat. So liegt das Durchschnittsalter der Hausärzt*innen im Kreis Siegen-Wittgenstein bei 56 Jahren, im Hochsauerlandkreis bei 57,4 und im Kreis Olpe sogar bei über 58 Jahren (siehe Abb. 2.1). Dort sind ca. ein Viertel der Hausärzt*innen über 65 und werden absehbar aus dem Praxisbetrieb ausscheiden. Dabei bildet die Region Westfalen-Lippe mit einer Hausärzt*innen-

---

[3] Hoffmann, W./Fleßa, S./van den Berg, N. (2021).

dichte von 59,6 pro 100.000 Einwohner*innen bereits jetzt das Schlusslicht im bundesweiten Vergleich.[4]

## 2.2    Digitale Modellregion Gesundheit Dreiländereck

Mit der „Digitalen Modellregion Gesundheit Dreiländereck" (DMGD) reagiert die Lebenswissenschaftliche Fakultät (LWF) der Universität Siegen auf die Herausforderungen, mit denen sich der Gesundheitssektor konfrontiert sieht: Gerade auf dem Land lassen sich immer weniger Hausärztinnen und Hausärzte nieder. Zeitgleich steigt die Zahl der Patientinnen und Patienten, die in den vorhandenen Praxen versorgt werden müssen. Hier kann der Einsatz neuer technischer Möglichkeiten eine entscheidende Unterstützung sein und die gesundheitliche Versorgung auch in ländlichen Regionen sicherstellen.

## 2.3    Projektziele

Im Projekt „DataHealth Burbach" werden Vitaldaten erhoben, die einen effektiven Beitrag dazu leisten, die Versorgung größerer Patient*innenpopulationen durch weniger Mediziner*innen auf einem hohen Niveau zu erhalten. Hierfür werden verschiedene Forschungsfragen adressiert, die zentral die Gesundheitsversorgung für den ländlichen Raum einerseits erhalten wollen und andererseits zukünftig verbessern möchten. Das Vorhaben adressiert alle Bürger*innen im Burbacher Hickengrund. Durch seine Übertragbarkeit und die Schaffung von Synergieeffekten in der „Digitalen Modellregion Gesundheit Dreiländereck" (www.dmgd.de) bietet das Projekt außerdem Anknüpfungspunkte über die Gemeinde Burbach hinaus.

Die beteiligten Mitarbeitenden der Hausarztpraxen sowie der Pflegeeinrichtung werden für das Studien- und Entwicklungsvorhaben geschult. Die rekrutierten Patient*innen werden regulär in die Studie eingeschlossen (Dokumentation) und mit technischen Devices ausgerüstet, wodurch den Studienteilnehmer*innen die Übertragung von Gesundheitsdaten an ihre betreuende Hausarztpraxis ermöglicht wird. Die verwendeten Messgeräte sind zertifiziert und senden über Bluetooth Daten an die Smartphone-Gerätehersteller-App, die diese Daten an die Health-App des Betriebssystems übermittelt. Über eine im Projekt entwickelte Interface-App erfolgt der Zugriff auf die Daten und deren Weiterleitung an ein Cloud-System. Die Hausarztpraxen werden über ein Web-Frontend bzw. mittels LDT-Dateien in die Lage versetzt, auf die Gesundheitsdaten zuzugreifen und Videokonferenzen mit den Patient*innen abzuhalten.

---

[4] Kassenärztliche Bundesvereinigung (KBV) (2021).

# Konzept

3

Olaf Gaus, Kai Hahn, Nick Brombach, Rainer Brück,
Nabeel Farhan, Alexander Keil und Stella Rosinski

## 3.1 Versorgungsprozess

Abb. 3.1 zeigt, wie ein von einem Arzt oder einer Ärztin überwachtes Verfahren zum Monitoring der Vitalparameter aussehen könnte. Zunächst erfolgt dabei immer die Erstuntersuchung in der ärztlichen Praxis. Bei akuten oder bedrohlichen Erkrankungen kann der Arzt oder die Ärztin die regelmäßige Messung bestimmter Vitalparameter verordnen, die auf das jeweilige Krankheitsbild eingehen. Diese Vitaldaten werden automatisch an den Arzt oder die Ärztin übermittelt, der oder die sie ständig im Blick hat und regelmäßig überprüft. Darüber hinaus können nicht nur der Arzt oder die Ärztin selbst, sondern auch die Assistent*innen nach einer Schulung Einblick in die Vitaldaten erhalten.

Bei großen Abweichungen der Werte oder anderen wichtigen Gründen kann der Patient oder die Patientin auch zu einer gründlicheren Untersuchung in die Arztpraxis bestellt werden.

Nach diesen Untersuchungen kann die Verordnung für die Vitalwerte gegebenenfalls angepasst werden. Wenn die Krankheit geheilt ist, kann die Behandlung nach einer letzten Untersuchung auslaufen.

O. Gaus (✉) · K. Hahn · N. Brombach · R. Brück · A. Keil
Siegen, Deutschland

N. Farhan
Freiburg, Deutschland

S. Rosinski
Berlin, Deutschland

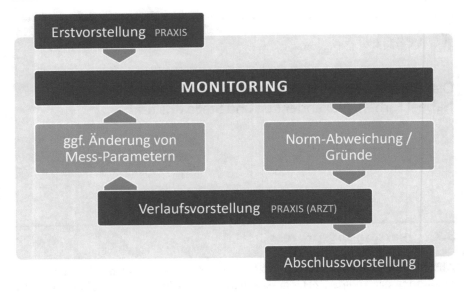

**Abb. 3.1** Ambulante Versorgungsprozesse

## 3.2 Vitaldaten und Krankheitsbilder

Für das Projekt wurden messbare Vitalparameter und exemplarische Krankheitsbilder ausgesucht. Bei den Vitalparametern handelt es sich um EKG-Herzrhythmus, Herzfrequenz, Blutdruck, Sauerstoffsättigung, Körpergewicht und Blutzucker. Als Krankheitsbilder wurden Herzinsuffizienz, Vorhofflimmern, arterielle Hypertonie und Fälle von Multimorbidität gewählt (siehe Abb. 3.2). Im Folgenden soll der Bezug zwischen den Krankheitsbildern und den Vitalparametern aufgezeigt werden.

**Bluthochdruck**
Zur Vorbeugung von Bluthochdruck ist es wichtig, den Blutdruck zu überwachen, um frühzeitig auf ungewöhnliche Erhöhungen zu reagieren. Außerdem ist das Gewicht ein Risikofaktor und sollte daher ebenfalls überwacht werden.

Während der Behandlung sollte auf EKG-Herzrhythmus, Herzfrequenz und Blutdruck geachtet werden, um ein konstantes Herz-Kreislauf-Training und eine gesunde Ernährung zu gewährleisten. Die Überwachung des Blutdrucks ist wichtig, um den Behandlungserfolg sicherzustellen.

Mögliche Folgen können Kardiomyopathien sein. Um diese zu erkennen, ist eine Überwachung von EKG-Herzrhythmus und Herzfrequenz erforderlich (siehe Abb. 3.3).

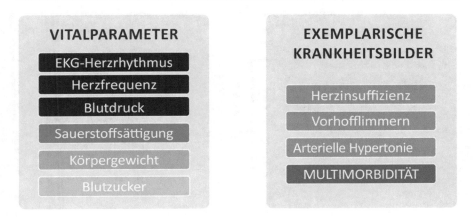

**Abb. 3.2** Vitalparameter und exemplarische Krankheitsbilder

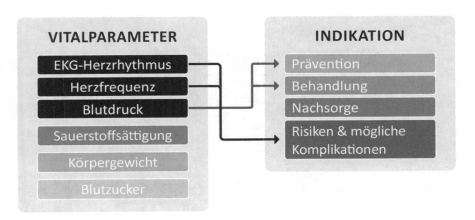

**Abb. 3.3** Mögliche Vitalparameter bei Bluthochdruck

**Akute/chronische Lungenerkrankung**

Für die Behandlung von Lungenerkrankungen sind die Lungenwerte Atemfrequenz, Sauerstoffsättigung und Lungenvolumen in Verbindung mit Temperatur und Gewicht von Bedeutung. So wird die Behandlung überwacht und eine Dekompensation lässt sich frühzeitig erkennen.

Eine Kardiomyopathie kann als Folge einer fortgeschrittenen Lungenerkrankung auftreten, weshalb EKGs wichtig sind (siehe Abb. 3.4).

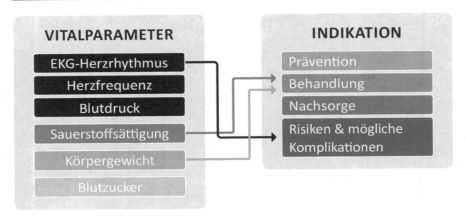

**Abb. 3.4** Mögliche Vitalparameter bei akuter/chronischer Lungenerkrankung

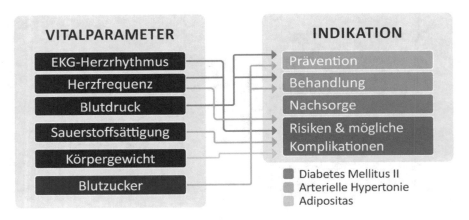

**Abb. 3.5** Mögliche Vitalparameter bei Multimorbidität

**Multimorbidität**
Bei multimorbiden Patient*innen ergänzen sich die erfassten Vitalparameter gegenseitig. Die Abb. 3.5 zeigt ein Beispiel für eine Person mit Diabetes mellitus II, arterieller Hypertonie und Adipositas.

## 3.3 Ethikvotum

Die Begutachtung des Projekts „DataHealth Burbach" durch die Ethikkommission der Ärztekammer Westfalen-Lippe und der Westfälischen Wilhelms-Universität Münster ergab keine grundsätzlichen Bedenken ethischer oder rechtlicher Art gegen die Durchführung dieses Vorhabens. Am 22.12.2021 wurde das positive Votum mit einer schriftlichen Stellungnahme zu allen mit dem Vorhaben verbundenen berufsethischen und berufsrechtlichen Fragen übermittelt.

# Struktur des Projektes

Olaf Gaus, Kai Hahn, Nick Brombach, Rainer Brück,
Nabeel Farhan, Alexander Keil und Stella Rosinski

Die Projektschritte wurden von der Projektleitung sowie zwei Arbeitsgruppen (Units) interdisziplinär geplant (siehe Abb. 4.1). Die Unit Technik hatte hauptsächlich den Schwerpunkt, die technische Infrastruktur zu entwickeln. Die Unit Versorgung fokussierte sich auf die Integration der Technologie in die Versorgungsprozesse. Die Umsetzung dieses Projektes fand in vier Arbeitspaketen statt (siehe

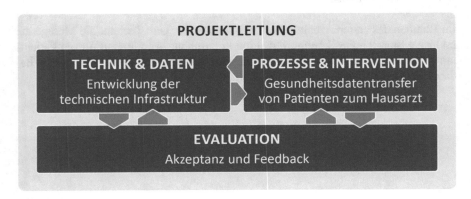

**Abb. 4.1** Projektstruktur

O. Gaus (✉) · K. Hahn · N. Brombach · R. Brück · A. Keil
Siegen, Deutschland

N. Farhan
Freiburg, Deutschland

S. Rosinski
Berlin, Deutschland

O. Gaus, K. Hahn (Hrsg.), *Datenmedizin*,
https://doi.org/10.1007/978-3-662-68393-4_4

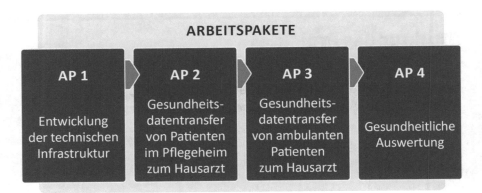

**Abb. 4.2** Arbeitspakete

Abb. 4.2). Arbeitspaket 1 wurde von der Unit Technik und Arbeitspaket 4 von der Unit Versorgung federführend durchgeführt. Die Arbeitspakete 2 und 3 wurden interdisziplinär umgesetzt.

## 4.1   Unit Technik

Im Rahmen des ersten Arbeitspakets wurden von der Unit Technik die Messgeräte inklusive Smartphones konfiguriert. Eine Smartphone-Applikation für die Patientinnen und Patienten sowie ein Webzugang für den Arzt und die Ärztin wurden bedarfsorientiert entwickelt (siehe Abb. 4.3).

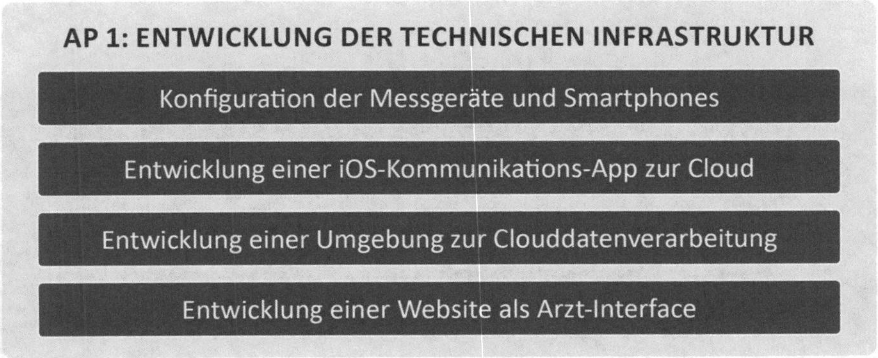

**AP 1: ENTWICKLUNG DER TECHNISCHEN INFRASTRUKTUR**

Konfiguration der Messgeräte und Smartphones

Entwicklung einer iOS-Kommunikations-App zur Cloud

Entwicklung einer Umgebung zur Clouddatenverarbeitung

Entwicklung einer Website als Arzt-Interface

**Abb. 4.3**  Arbeitspaket 1 – Entwicklung der technischen Infrastruktur

## 4.2    Unit Versorgung

Im Rahmen des vierten Arbeitspakets wurden die bereits durchgeführten, leitfaden-gestützten Interviews der beteiligten Patient*innen, Ärzt*innen und Pflegenden transkribiert, analysiert und anschließend ausgewertet.

## 4.3    Interdependenzen und Aufgaben beider Units

Im Rahmen der zweiten und dritten Arbeitspakete wurden die Projektschritte im Pflegeheim und im häuslichen Umfeld von beiden Units interdisziplinär durch-geführt (siehe Abb. 4.4 und 4.5).

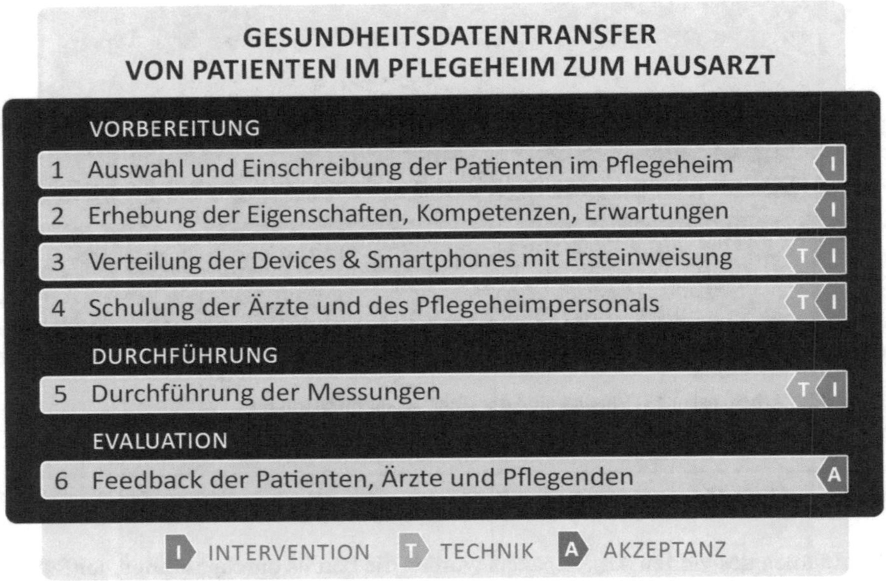

**GESUNDHEITSDATENTRANSFER
VON PATIENTEN IM PFLEGEHEIM ZUM HAUSARZT**

VORBEREITUNG

1 Auswahl und Einschreibung der Patienten im Pflegeheim **I**

2 Erhebung der Eigenschaften, Kompetenzen, Erwartungen **I**

3 Verteilung der Devices & Smartphones mit Ersteinweisung **T I**

4 Schulung der Ärzte und des Pflegeheimpersonals **T I**

DURCHFÜHRUNG

5 Durchführung der Messungen **T I**

EVALUATION

6 Feedback der Patienten, Ärzte und Pflegenden **A**

**I** INTERVENTION **T** TECHNIK **A** AKZEPTANZ

**Abb. 4.4** Projektschritte der Vitaldatenerhebung im Pflegeheim

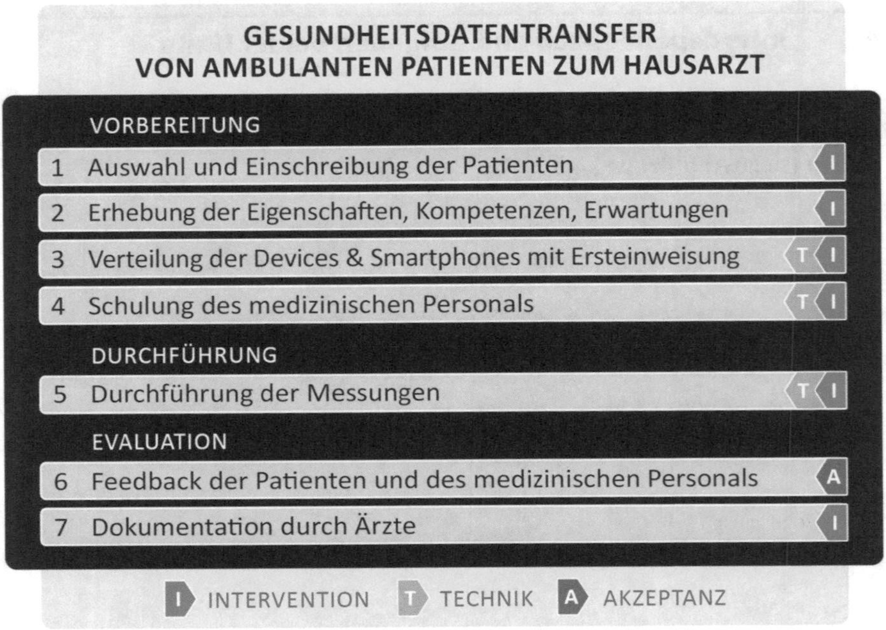

**GESUNDHEITSDATENTRANSFER
VON AMBULANTEN PATIENTEN ZUM HAUSARZT**

VORBEREITUNG

1 Auswahl und Einschreibung der Patienten **I**

2 Erhebung der Eigenschaften, Kompetenzen, Erwartungen **I**

3 Verteilung der Devices & Smartphones mit Ersteinweisung **T I**

4 Schulung des medizinischen Personals **T I**

DURCHFÜHRUNG

5 Durchführung der Messungen **T I**

EVALUATION

6 Feedback der Patienten und des medizinischen Personals **A**

7 Dokumentation durch Ärzte **I**

**I** INTERVENTION **T** TECHNIK **A** AKZEPTANZ

**Abb. 4.5** Projektschritte der Vitaldatenerhebung zu Hause

# Übersicht Technische Infrastruktur

# 5

Olaf Gaus, Kai Hahn, Nick Brombach, Rainer Brück,
Nabeel Farhan, Alexander Keil und Stella Rosinski

Um die in Abschnitt 2.3 beschriebenen Projektziele zu erreichen, war die Einrichtung einer umfangreichen technischen Infrastruktur notwendig. Diese besteht auf der Patient*innenseite zunächst aus den Geräten zur Vitaldatenmessung (siehe Abb. 5.1). Die dort erhobenen Daten werden über Bluetooth an ein iPhone als zentrales patient*innenseitiges Gateway gesendet. Von hier aus werden die Daten per WLAN oder LTE an eine Datenbank von Amazon Web Services (AWS, siehe Kap. 8) gesendet. Den Ärzt*innen wurde als Frontend eine im Projekt entwickelte Website zur Verfügung gestellt, welche die Vitaldaten aus der Datenbank auslesen und grafisch aufbereitet anzeigen kann (siehe Kap. 9). So war es den Ärzt*innen möglich, sich an jedem internetfähigen Gerät mit Hilfe der Website und den individuellen Zugangsdaten die Vitalwerte der Patient*innen anzusehen.

O. Gaus (✉) · K. Hahn · N. Brombach · R. Brück · A. Keil
Siegen, Deutschland

N. Farhan
Freiburg, Deutschland

S. Rosinski
Berlin, Deutschland

© Der/die Autor(en), exklusiv lizenziert an Springer-Verlag GmbH, DE, ein Teil
von Springer Nature 2024
O. Gaus, K. Hahn (Hrsg.), *Datenmedizin*,
https://doi.org/10.1007/978-3-662-68393-4_5

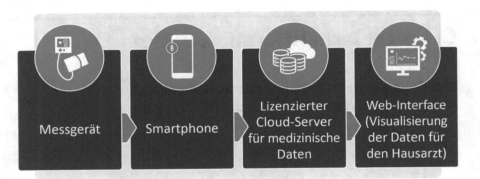

**Abb. 5.1** Technisches Gesamtsystem

# Messgeräte und Vitalwerte

**6**

Olaf Gaus, Kai Hahn, Nick Brombach, Rainer Brück, Nabeel Farhan, Alexander Keil und Stella Rosinski

Im Projekt wurden mehrere Geräte zur Vitaldatenerhebung getestet und eingesetzt. Tab. 6.1 soll einen groben Überblick liefern, die Details stehen weiter unten bei den jeweiligen Geräten.

**Tab. 6.1** Verwendete Vitaldatenmessgeräte

| Gerätename | Vitalwert | Kommentar |
|---|---|---|
| Beurer BM85 | Blutdruck, Herzfrequenz | |
| Beurer BM95 | Blutdruck, Herzfrequenz, EKG-Herzrhythmus | Nicht im Projekt eingesetzt |
| Beurer BM96 | Blutdruck, Herzfrequenz, EKG-Herzrhythmus | Nicht im Projekt eingesetzt |
| Beurer PO60 | Blutsauerstoffsättigung | |
| Beurer BF700 | Körpergewicht | Bluetooth nicht verwendet, nur manuelle Werteeingabe |
| Apple Watch Series 6 | Herzfrequenz, Sauerstoffsättigung, EKG-Herzrhythmus | Hauptsächlich für EKG eingesetzt, Sauerstoffsättigung nicht verwendet |
| Manuelle Eingabe | Gesundheitsbeschwerden | Optionale Funktion, die allen Studienteilnehmer*innen zur Verfügung stand |
| Manuelle Eingabe | Blutzucker | Geräte nicht Teil des Projekts, Nutzung patient*inneneigener Geräte möglich |

O. Gaus (✉) · K. Hahn · N. Brombach · R. Brück · A. Keil
Siegen, Deutschland

N. Farhan
Freiburg, Deutschland

S. Rosinski
Berlin, Deutschland

© Der/die Autor(en), exklusiv lizenziert an Springer-Verlag GmbH, DE, ein Teil von Springer Nature 2024
O. Gaus, K. Hahn (Hrsg.), *Datenmedizin*,
https://doi.org/10.1007/978-3-662-68393-4_6

## 6.1    Beurer BM85

Beim Beurer BM85 (siehe Abb. 6.1) handelt es sich um ein handelsübliches Blutdruckmessgerät mit Bluetooth-Schnittstelle. Hierdurch lässt es sich an ein Smartphone koppeln und übermittelt nach erfolgreicher Messung Blutdruck und Herzfrequenz. Von diesem Gerät wurden zu Beginn des Projekts 20 Stück bestellt. Zum
Start der zweiten Interventionsphase wurden nochmal 12 Geräte nachbestellt.

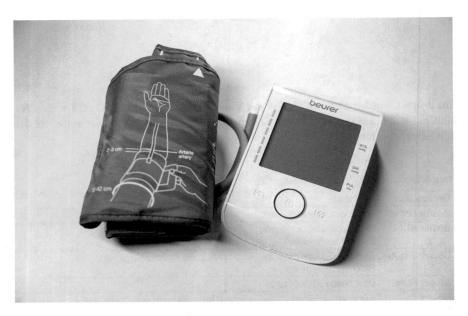

**Abb. 6.1**   Beurer BM85

## 6.2    Beurer BM95

Beim Beurer BM95 handelt es sich um ein Blutdruckmessgerät mit EKG-Funktion und Bluetooth-Schnittstelle. Dieses lässt sich ebenso wie das Beurer BM85 per Bluetooth an ein Smartphone koppeln und überträgt nach erfolgreicher Messung den Blutdruck und die Herzfrequenz. Zusätzlich umfasst das Gerät einen EKG-Stick. Dieser verfügt über Elektroden auf beiden Seiten und ist per Kabel an das BM95 angebunden. So lassen sich mit den gegenüberliegenden Elektroden laut Handbruch drei verschiedene EKG-Ableitungen messen:

- Rechter Zeigefinger zur Brust
- Linker Zeigefinger zur Brust
- Linke Hand zur rechten Hand

Bei der Benutzung dieses Gerätes im Kontext des Projekts sind jedoch Probleme aufgetreten. Es lassen sich EKGs messen und per Bluetooth an die „Beurer HealthManager Pro"-App im Smartphone übermitteln. Von hier aus lassen sich diese Daten allerdings in keiner brauchbaren Weise exportieren oder extrahieren. Es wurde Kontakt mit dem Hersteller aufgenommen, der bei diesem Gerät jedoch nicht weiterhelfen konnte. Stattdessen wurde auf das ganz neu am Markt erschienene Nachfolgemodell Beurer BM96 verwiesen, für das Unterstützung angeboten wurde.

## 6.3    Beurer BM96

Beim Beurer BM96 handelt es sich um das Nachfolgemodell des BM95. Dieses bietet im Wesentlichen dieselben Funktionen. Mit der Messmanschette lassen sich Blutdruck sowie Herzfrequenz messen und per Bluetooth an ein Smartphone übermitteln. Mit dem EKG-Stick lassen sich EKGs in verschiedenen Ableitungen aufnehmen und ebenfalls per Bluetooth an das Smartphone übertragen. Zu Testzwecken wurden dem Projekt vom Hersteller zwei Geräte unentgeltlich zur Verfügung gestellt.

Auch beim Beurer BM96 gibt es keine vorgegebene Möglichkeit, die EKG-Daten aus der „Beurer HealthManager Pro"-App zu exportieren. Allerdings erklärte der Hersteller sich nach der Unterzeichnung eines Non-Disclosure-Agreements (NDA) dazu bereit, Details zur Implementierung der Bluetooth-Schnittstelle zwischen Gerät und App zu teilen. Mit diesen Informationen ist es möglich, aus der Projektapp heraus eine direkte Bluetooth-Verbindung zum BM96 herzustellen, die EKG-Rohdaten auszulesen und damit die „HealthManager Pro"-App und „Apple Health" zu umgehen. Eine derartige Implementierung ist jedoch mit einem schwer abzuschätzenden Aufwand verbunden. Auch kann nicht garantiert werden, dass die so implementierte Funkverbindung reibungslos funktioniert und einfach zu bedienen ist.

Aufgrund des engen Zeitbudgets und der hohen Projektziele wurde sich daher gegen eine Implementierung dieser Schnittstelle entschieden. Stattdessen kamen für den Blutdruck und die Herzfrequenz das Gerät Beurer BM85 und für das EKG Apple Watches zum Einsatz.

## 6.4    Beurer PO60

Beim Beurer PO60 (siehe Abb. 6.2) handelt es sich um ein handelsübliches Pulsoxymeter mit Bluetooth-Schnittstelle. Nach dem Einschalten und Anlegen an den Finger zeigt das Gerät im Display die Blutsauerstoffsättigung und die Herzfrequenz an. Sobald es vom Finger genommen wird, überträgt es nach erstmaliger Einrichtung automatisch die Blutsauerstoffsättigung an das gekoppelte Smartphone. Die Herzfrequenz wird leider nicht mit übermittelt. Wegen der hohen Relevanz der Sauerstoffsättigung wurden 40 dieser Geräte bestellt.

**Abb. 6.2**  Beurer PO60

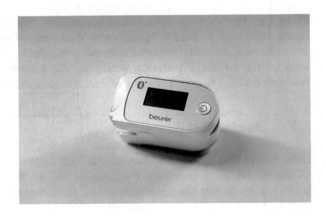

## 6.5    Beurer BF700

Bei dem Gerät Beurer BF700 (siehe Abb. 6.3) handelt es sich um eine Diagnose-
waage mit Bluetooth-Schnittstelle. Neben dem Körpergewicht kann sie nach einigen Voreinstellungen auch den Körperfett- und Körperwasseranteil, den Muskel-
anteil und die Knochenmasse bestimmen. Allerdings haben sich diese Werte bei
eingehenden Tests als wenig präzise herausgestellt, da die angezeigten Messwerte
wesentlich von den bei der Ersteinrichtung eingegebenen Daten abhängen. Daher
wurde in Rücksprache mit den Ärzt*innen auf diese Werte verzichtet und nur das
Körpergewicht genutzt. Insgesamt wurden im Projekt 40 Waagen beschafft.

Bei umfangreichen Tests vor Beginn der ersten Interventionsphase hat sich
herausgestellt, dass die Bluetooth-Übertragung der Waage sehr fehleranfällig ist. Es
kam ohne Nutzer*inneninteraktion regelmäßig zu Synchronisationsversuchen zwischen Waage und Smartphone. Weiterhin funktionierte die Übertragung der anderen
Beurer-Messgeräte teilweise nicht, wenn die Waage parallel auch gekoppelt war.
Daher wurde sich dazu entschieden, die Waage ohne Funkschnittstelle zu betreiben
und die Werte stattdessen manuell in die App einzutragen. Dies erwies sich als guter
Kompromiss, da lediglich drei bis vier Ziffern (inklusive Nachkommastelle) eingegeben werden müssen, die sich im Verhältnis zu den anderen Werten auch nur
langsam ändern, wodurch Fehleingaben leicht zu erkennen sind.

**Abb. 6.3**  Beurer BF700

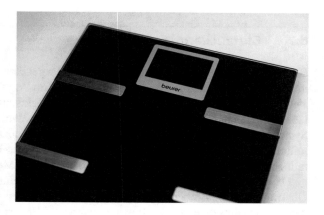

## 6.6    Apple Watch Series 6

Bei der Apple Watch 6 handelt es sich um eine Smartwatch des amerikanischen Technologieunternehmens Apple. Neben den üblichen Smartwatch-Funktionen verfügt sie über mehrere Gesundheitsfunktionen. Während des Tragens wird alle paar Minuten automatisch die Herzfrequenz gemessen. Weiterhin verfügt die Apple Watch 6 auf der Rückseite über einen Sensor zur Bestimmung der Blutsauerstoffkonzentration. Eine Messung hiermit lässt sich manuell starten. Alternativ kann die Uhr auch so konfiguriert werden, dass der Wert automatisch in regelmäßigen Abständen erfasst wird (ca. zehn Messungen am Tag). Diese Funktion ist jedoch nicht medizinisch zertifiziert und wurde daher im Projekt nicht verwendet.

Weiterhin verfügt das Gerät über die Möglichkeit, 1-Kanal-EKGs aufzuzeichnen. Hierfür wird die Uhr an einem Handgelenk angelegt und mit dem Zeigefinger der anderen Hand die Krone des Einstellrads berührt. Dadurch kann die Uhr das elektrische Potenzial zwischen beiden Armen über das Herz hinweg als EKG messen. Diese Daten werden von der Uhr automatisch per Bluetooth direkt in die App „Apple Health" übertragen. Hier lassen sich die EKGs ansehen, von der im Projekt erstellten App exportieren und in die Cloud übertragen. Zu Beginn des Projekts wurden zwei Apple Watches für Testzwecke beschafft und zum Start der zweiten Interventionsphase wurden drei weitere nachbestellt, um hiermit die EKG-Daten zu erheben.

## 6.7    Blutzuckermessgeräte

Blutzucker war nicht Teil des ursprünglichen Projektkonzeptes, da es sich hierbei nach wie vor um eine invasive Messung handelt, im Projekt aber nur nicht-invasive Verfahren zum Einsatz kommen sollten. Zum Projektstart kam allerdings im Austausch mit den am Projekt beteiligen Ärzt*innen der Wunsch auf, über das erstellte System ebenfalls in einigen Fällen den Blutzucker aufzuzeichnen und zu übermitteln. Gesonderte Geräte hierfür wurden nicht angeschafft, da alle am Projekt teilnehmenden Diabetiker*innen bereits über derartige Messgeräte verfügen.

Da aufgrund der unbekannten Gerätevielfalt keine einheitliche Schnittstelle zur Übermittlung der Blutzuckerwerte bereitgestellt werden konnte, wurde sich stattdessen dazu entschieden, die Blutzuckerwerte bei Bedarf manuell in das Gerät einzugeben. Hierfür wurde, ähnlich wie beim Gewicht, ein Knopf geschaffen, über den sich eine Eingabemaske öffnet. In diese können anschließend der Blutzuckerspiegel und Informationen zur letzten Mahlzeit eingegeben und anschließend in die Cloud übermittelt werden.

## 6.8    Gesundheitsbeschwerden

Die am Projekt teilnehmenden Patient*innen sollten die Möglichkeit erhalten, über die entwickelte App neben den klassischen Vitalwerten auch Gesundheitsbeschwerden zu melden, da diese in direktem Zusammenhang mit den Vitalwerten stehen können. Zunächst war hier patient*innenseitig nur die Eingabe von Freitext möglich, im Projektverlauf wurde dann gemeinsam mit den Studienärzt*innen eine Liste an häufig auftretenden Krankheitssymptomen erstellt. Diese lassen sich auswählen und anschließend optional durch Freitext ergänzen. In Abschn. 7.2.3 werden einige Details hierzu in der entsprechenden App-Version erläutert. Folgende Krankheitssymptome lassen sich vorauswählen:

- Übelkeit
- Erbrechen
- Durchfall
- Verstopfung
- Fieber
- Bauchschmerzen
- Brustschmerzen
- Schmerzen
- Sonstiges

# Patient*innen-Frontend

Olaf Gaus, Kai Hahn, Nick Brombach, Rainer Brück,
Nabeel Farhan, Alexander Keil und Stella Rosinski

Aufseiten der Patient*innen sind die wichtigen Elemente einerseits die Vitaldaten-messgeräte und andererseits das verwendete Smartphone, ein iPhone SE (siehe Abschnitt 7.1). Über die Messgeräte werden Gesundheitsdaten erhoben, die in den meisten Fällen per Bluetooth direkt an das Smartphone übermittelt werden (eine Ausnahme bildet die manuelle Eingabe von Gewicht und Blutzucker). Innerhalb des iPhones erfolgt die Weiterleitung der Vitaldaten über insgesamt drei verschiedene Apps: Die App „HealthManager Pro" von Beurer empfängt die Vitaldaten, die von den Beurer-Messgeräten (BM85, PO60) aufgenommen wurden. Von dort aus werden die Daten – nach erstmaliger Einrichtung – automatisch und ohne weiteres Zutun des Benutzers an die „Health"-Umgebung von Apple übermittelt. Diese dient innerhalb des Smartphones als zentraler Datenaustauschpunkt, da es Apps möglich ist, beliebig Vitalwerte in Health zu schreiben und wieder auszulesen. Weiterhin werden die Daten der Apple Watch vom Betriebssystem direkt an Health übermittelt. Die im Projekt entwickelte „DataHealth"-App (siehe Abschnitt 7.2) liest die Vitaldaten aus Health aus und übermittelt diese per WLAN oder LTE an die Datenbank von Amazon Web Services (AWS, siehe Kap. 8). Die Abb. 7.1 verdeutlicht diesen Ablauf nochmal.

O. Gaus (✉) · K. Hahn · N. Brombach · R. Brück · A. Keil
Siegen, Deutschland

N. Farhan
Freiburg, Deutschland

S. Rosinski
Berlin, Deutschland

© Der/die Autor(en), exklusiv lizenziert an Springer-Verlag GmbH, DE, ein Teil
von Springer Nature 2024
O. Gaus, K. Hahn (Hrsg.), *Datenmedizin*,
https://doi.org/10.1007/978-3-662-68393-4_7

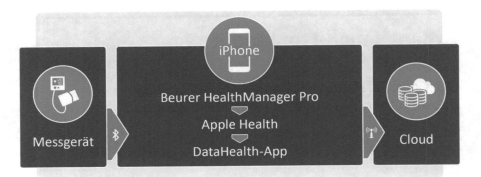

**Abb. 7.1** Weg der Daten auf Patient*innenseite

## 7.1 iPhone SE (2020)

Als zentrales Gateway der Daten wurde sich für iPhones und damit für die Apple-Welt entschieden. Diese Entscheidung beinhaltet nicht nur die einfache Gerätewahl, sondern auch die Wahl von „Apple Health" als Gesundheitsumgebung und Apple Watches als Smartwatches, da diese Teile zwischen Apple und Android nicht kompatibel sind. Als konkretes Gerät wurde das iPhone SE gewählt, da dieses deutlich kostengünstiger als andere iPhones ist und die Geräte keine hohen Hardwareanforderungen zu erfüllen haben. Nachteilig an dem Gerät ist, dass es mit einem 4,7-Zoll-Bildschirm für heutige Verhältnisse einen recht kleinen Bildschirm aufweist, wodurch das Gerät schwieriger zu bedienen ist.

### 7.1.1 Apple Mobile Device Management

Mobile Device Management, sogenannte MDM-Lösungen, ermöglichen es, in Unternehmen mobile Endgeräte wie Smartphones oder Laptops zentral zu administrieren und zu verwalten. Hierbei spielen im unternehmerischen Alltag verschiedene Anforderungen eine Rolle. So lassen sich die Endgeräte durch das MDM in Firmendomänen einbinden und das MDM bietet die Möglichkeit individueller Anpassungen. Darüber hinaus erhöht es die IT-Sicherheit und erleichtert die Einrichtung und Wartung der Endgeräte. Die im Projekt vorgesehenen 40 iPhones zur Übertragung der Vitalparameter in die Cloud stellen ähnliche Anforderungen wie die in einem Unternehmen dar. Konkret wurden folgende Anforderungen für ein MDM ermittelt:

**Einschränkung der Geräte**
Die Funktionen der Geräte sollen auf ein Minimum beschränkt werden. Einige der Patient*innen sind mit der Benutzung von Smartphones nicht vertraut. Aus diesem Grund sollen alle Funktionen, die nicht benötigt werden, nach Möglichkeit aus-

geblendet werden. Zudem soll aus Sicherheitsgründen eine Einschränkung vorgenommen werden können. Es soll nicht möglich sein, mehr als im Projekt benötigt auf dem Smartphone zu installieren oder zu öffnen.

**App Distribution**
Für das Vorhaben wird neben der im Projekt entwickelten App auch die App des Herstellers Beurer benötigt. Diese Apps sowie damit verbundene Updates bei Weiterentwicklungen sollten sich zentral auf den Geräten verteilen lassen.

**Fernwartung**
Durch die größtenteils eher ältere Zielgruppe im Projekt ist von einer geringen Technikaffinität bei der Teilnehmer*innen auszugehen. Aus diesem Grund ist es sinnvoll, auch aus der Ferne Unterstützung bei dem Umgang mit dem Smartphone leisten zu können. So können Probleme ohne eine Anfahrt aber auch ohne persönlichen Kontakt behoben werden. Gerade der letzte Punkt hat durch die nie vorhersehbare Lage der Coronapandemie an Bedeutung gewonnen, da so persönliche Kontakte vermieden werden konnten.

**Verwaltung und Organisation**
Bei der Anzahl von 40 Geräten ist es wichtig, den Überblick darüber zu behalten, wer welches Gerät benutzt, welche Funktionen freigeschaltet werden und welche Probleme aufgetreten sind. Zudem soll auch die Funktion einer Lokalisierung möglich sein, um bei vergesslichen Patient*innen die Geräte wieder auffinden zu können.

**Zero-Touch-Deployment**
Die Einrichtung und Erstkonfiguration nimmt bei Smartphones einen nicht zu vernachlässigenden Zeitbedarf in Anspruch. Hier kann mithilfe von Konfigurationsprofilen eine Ersteinrichtung zentral vorgenommen werden. Das Gerät kann dann direkt über die Seriennummer des Kaufes registriert und zugewiesen werden und die Einrichtung ist mit dem ersten Einschalten des Gerätes abgeschlossen.

Ausgehend von diesen Anforderungen und der Bedingung, iOS-Geräte verwalten zu können, wurde nach entsprechenden Lösungen auf dem Markt gesucht. Hierbei stellte sich heraus, dass bei dem Einsatz eines MDM mit Apple auch der „Apple School"- bzw. „Apple Business"-Manager verwendet werden muss. In Rücksprache mit dem Zentrum für Informations- und Medientechnologie an der Universität Siegen konnte geklärt werden, dass die Universität den „Apple School Manager" sowie ein MDM bereits testweise für einige iPads nutzt. Durch diese Gegebenheit und die Bedingung von Apple, nur ein MDM pro Manager in Betrieb zu haben, musste das MDM genutzt werden, welches bereits testweise in Betrieb ist.
Konkret musste also das MDM „Jamf" verwendet werden. Beim Abgleich der ermittelten Anforderungen konnten damit viele der Punkte erfüllt werden. Probleme kamen bei den ersten Tests aber bei der „App Distribution" auf, welche im folgenden Kapitel näher betrachtet werden soll. Zudem traten Schwierigkeiten bei der Fernwartung auf. „Jamf" ermöglicht es zwar, die Fernwartungssoftware von Team-

viewer einzubinden, nach ausgiebigen Tests und Rücksprachen mit dem Anbieter stellte sich aber heraus, dass eine gewünschte Remote-Unterstützung bei dem Betriebssystem von iOS nicht möglich ist. Über „Jamf" sind so nur grundlegende Fernbefehle wie das Ein- und Ausschalten der Bluetooth-Verbindung oder das Ausschalten sowie Neustarten des Gerätes möglich.

Die Funktion der Einschränkung der Geräte stellte sich als hilfreich heraus. Nicht benötigte Apps und Funktionen konnten mit einem Profil deaktiviert werden. So ist die Oberfläche für die Patient*innen aufgeräumter und einfacher zu nutzen.

## 7.1.2  Softwarebereitstellung App Store

Zur Übermittlung der Daten aus der Apple-Health-Umgebung in die AWS-Cloud musste eine eigene App entwickelt werden. Zur App-Verteilung bietet Apple neben dem App-Store verschiedene Möglichkeiten an. Diese bestehen unter anderem aus der Verteilung über „Testflight", der Überspielung mittels Kabel am Entwicklungsrechner oder der Verteilung als In-House-App über ein MDM. Da die App nur wenigen Personen zur Verfügung stehen soll, ist die öffentliche Verteilung über den App-Store ausgeschlossen. Dieser bietet allerdings die Möglichkeit, auch private, nicht öffentliche Apps bereitzustellen, welche dann nur innerhalb einer Organisation zur Verfügung stehen. Dieser Weg hat sich aber als nicht realisierbar herausgestellt. Apple behält sich vor, auch private Apps im Detail zu prüfen. Hierbei sind neben einigen Bugs auch fehlende Gutachten bemerkt worden. Diese mussten zunächst nachgeliefert werden.

Testflight ist eine Anwendung, mit der noch in Entwicklung befindliche Anwendungen unter Umgehung des App-Stores an ausgewählte Geräte verteilt werden können. Die Verteilung hierüber stellte sich ebenfalls als problematisch dar. Hierbei müssen die Endnutzer*innen eigenständig über Testflight die App auf dem Gerät installieren. Diese Schritte müssen für jedes Versionsupdate erneut ausgeführt werden. Diese Prozedur ist im Kontext der Patient*innen im Projekt „DataHealth Burbach" nicht denkbar.

Neben der Verteilung per Kabel am Entwicklungsrechner blieb somit nur noch die Bereitstellung über das MDM als In-House-App. Hierbei wird eine Archivdatei der App im MDM hinterlegt und dann an die zugewiesenen Geräte verteilt. Bei den hierzu laufenden Tests traten allerdings mehrere Zertifizierungsprobleme auf. Nach einer längeren Fehlersuche konnte festgestellt werden, dass die Universität zwar im „Apple Developer Program" registriert ist, nicht aber im „Apple Developer Enterprise Program", welches für eine In-House-App-Verteilung obligatorisch ist.

Nach dem Ausprobieren der vorangehend beschriebenen Möglichkeiten hat sich herauskristallisiert, dass die Verteilung der App zunächst nur über Kabel erfolgen kann. Dies stellt erhebliche Einschränkungen dar, da Updates nicht ohne physischen Kontakt zum Device durchgeführt werden können. Gerade während der ersten Interventionsphase wäre hier eine schnelle Möglichkeit von Fehlerbehebungen per Update eine enorme Erleichterung.

Durch die Nachreichung weiterer Gutachten konnte schließlich die Verteilung über den privaten App-Store realisiert werden. Die Updates wurden jeweils an den App-Store übermittelt, von Apple überprüft und dann automatisch auf die Devices überspielt.

## 7.2    iOS-App

Zur Übermittlung der Vitaldaten von „Apple Health" in die Cloud wurde im Projekt eine eigene App entwickelt. Diese wurde während der Projektlaufzeit mit dem eintreffenden Feedback der Studienteilnehmer*innen kontinuierlich verbessert und weiterentwickelt. Im Folgenden sollen drei entscheidende Meilensteine in der App-Entwicklung aufgezeigt werden, die sich optisch und vom Funktionsumfang her deutlich unterscheiden:

- Ein erster App-Demonstrator, um die Machbarkeit aufzuzeigen,
- die App-Version der ersten Interventionsphase im Pflegeheim und
- die App-Version der zweiten Interventionsphase im häuslichen Umfeld.

Tab. 7.1 soll eine grobe Versionsübersicht liefern. Versionen, die nicht über den App Store verteilt wurden, haben keine Nummer. Lücken in der Nummerierung sind begründet durch Ablehnungen der App im App Store und parallele Weiterentwicklungen.

Im Folgenden sollen die drei genannten Versionen, die die wichtigsten Meilensteine der App-Entwicklung darstellen, vorgestellt werden.

**Tab. 7.1**  Versionsübersicht der iOS-App

| Versionsnummer | Datum | Wichtigste Änderungen und Kommentar |
|---|---|---|
| Demonstrator | 21.09.2021 | Machbarkeitsdemonstrator für Ärzt*innenworkshop |
| Startversion Pflege | 02.12.2021 | Erste voll funktionsfähige Version, noch nicht im App Store verfügbar, daher manuell verteilt |
| Version 1.0 | 14.01.2022 | Erste Version im App Store, historische Version, die mehrfach verändert eingereicht wurde, wurde nie an Studienteilnehmer*innen verteilt |
| Version 1.3 | 18.01.2022 | Erste Version, die über App Store verteilt wurde, zahlreiche Verbesserungen (siehe Abschnitt 7.2.3) |
| Version 1.4 | 31.01.2022 | Checkfunktion für alle Vitaldaten, Hintergrundübermittlung, Vorbereitungen für EKG, grüner Bestätigungsbildschirm für erfolgreiche Datenübertragung |
| Version 1.5 | 11.02.2022 | Hilfeseite hinzugefügt, kleinere Fehlerbehebungen und Layoutanpassungen |
| Version 1.6 | 06.03.2022 | Metadaten hinzugefügt, kleinere Fehlerbehebungen |
| Version 2.1 | 06.04.2022 | Optik stark überarbeitet, EKGs integriert |
| Version 2.2 | 23.04.2022 | Datenbankabfragen optimiert, Apple-Watch-Daten ausgeblendet |

### 7.2.1 Erster Demonstrator

Zunächst wurde ein erster Demonstrator der App entwickelt. Bei diesem Demonstrator standen die Funktionalität und der Test entscheidender Funktionen der Cloud-Anbindung im Vordergrund. Design, Bedienbarkeit und Funktionsumfang haben in dieser Version keine wesentliche Rolle gespielt. Abb. 7.2 zeigt einen Screenshot dieses ersten Demonstrators. Dieser wurde unter anderem im Rahmen des Ärzt*innenworkshops am 22.09.2021 eingesetzt und den Mediziner*innen vorgestellt.

**Abb. 7.2** Erster Demonstrator der iOS-App

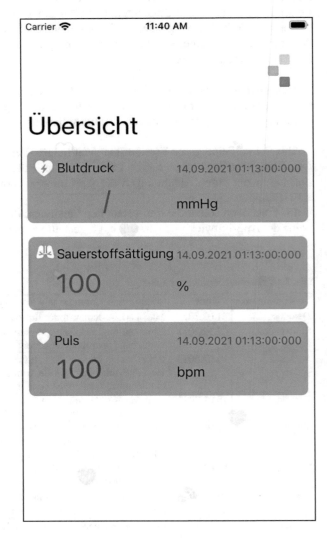

### 7.2.2   Startversion Pflegeheim, 02.12.2021

Zur ersten Interventionsphase wurde die erste voll funktionsfähige Version der App fertiggestellt. Abb. 7.3 zeigt einen Screenshot des Übersichtsbildschirms dieser Version, die drei Tabs enthält: Übersicht, Historie und Nachrichten.

**Übersicht**
Am oberen Bildschirmrand befindet sich ein Bedienhinweis. Darunter, in der Mitte, werden die verordneten Vitaldatenmessungen angezeigt. Über die Knöpfe „Heute", „Morgen" und „Übermorgen" lässt sich der jeweilige Tag auswählen, für den man

**Abb. 7.3** Die erste Version der iOS-App während der ersten Interventionsphase im Pflegeheim

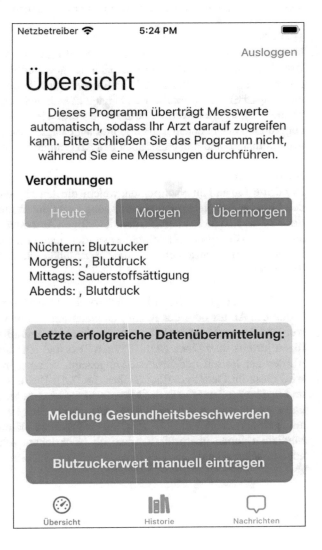

sich die Verordnung anschauen will. Der darunter stehende Text ändert sich je nach gedrücktem Knopf auf die Verordnung für den jeweiligen Tag, gegliedert in die Zeiten „Nüchtern", „Morgens", „Mittags" und „Abends". Der Grundgedanke zu diesen Zeiten sind Medikamentenverordnungen, die in ähnlichen Zeitfenstern angegeben werden.

In dem gelben Kasten unterhalb der Mitte des Bildschirms steht zur Kontrolle für Patient*innen die letzte durchgeführte Datenübermittlung. So ist es den Patient*innen möglich, auf den ersten Blick zu sehen, wann was zuletzt gemessen wurde bzw. ob die aktuelle Messung erfolgreich übermittelt wurde.

In der unteren Bildschirmhälfte befinden sich drei große, blaue Knöpfe, mit deren Hilfe manuell Werte hinzugefügt werden können.

**Historie**
In dem „Historie"-Tab wird der bisherige Verlauf der Vitalwerte angezeigt (siehe Abb. 7.4). Im oberen Bereich lässt sich der gewünschte Vitalwert auswählen. Anschließend werden in der Tabelle im unteren Bereich die entsprechenden Vitalwerte angezeigt. Bei diesen Vitalwerten handelt es sich nicht um die lokal auf dem Smartphone gespeicherten Werte. Diese Werte werden jeweils von dem Cloud-Server aus abgerufen. Dies bedeutet, dass alle hier angezeigten Werte garantiert mit der Cloud synchronisiert sind und daher auch den Ärzt*innen zur Verfügung stehen.

**Nachrichten**
Der dritte Tab enthält Nachrichten, welche die Ärzt*innen an die Patient*innen senden können. Die Nachrichtenübertragung funktioniert nur einseitig – es ist den Patient*innen also nicht möglich, dem jeweiligen Arzt oder der Ärztin über die App zu antworten. Hierdurch soll verhindert werden, dass eine unüberschaubare Anzahl an Patient*innen-Nachrichten bei den Ärzt*innen aufläuft und diese womöglich überlastet.

Abb. 7.5 zeigt die Nachrichtenübersicht. Oberhalb der Nachrichten steht der Name des Arztes oder der Ärztin, da Nachrichten nur von ihm oder ihr gesendet werden können. Darunter befindet sich eine Liste mit allen Nachrichten. Diese verfügen jeweils über einen Betreff, einen Text und eine Sendezeit. In der Übersicht werden nur Betreff und Sendezeit angezeigt. Wenn man eine Nachricht auswählt, wird diese im Detail geöffnet (siehe Abb. 7.6). Der Betreff steht am oberen Rand und in dem großen Feld in der Mitte steht die Nachricht. Wird der Button „Gelesen und zurück" ausgewählt, wird diese Ansicht wieder geschlossen und die Nachricht als gelesen markiert. Im Ärzt*innen-Frontend kann durch die jeweiligen Mediziner*innen überprüft werden, ob Nachrichten schon gelesen wurden oder noch ungelesen sind.

**Abb. 7.4** Historie der
iOS-App in der
ersten Version

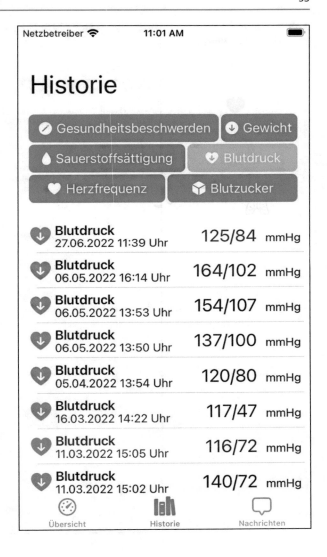

**Abb. 7.5** Nachrichten-übersicht in der iOS-App

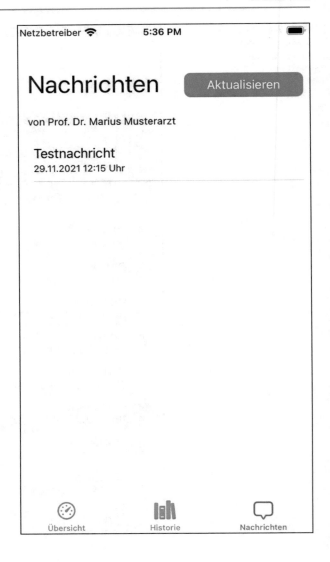

**Abb. 7.6** Details einer
Nachricht in der iOS-App

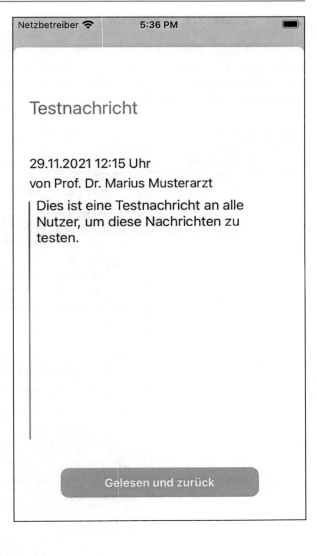

### 7.2.3 Version 1.3, Pflegeheim, 18.01.2022

In dieser Version (siehe Abb. 7.7) wurde die Übersichtsseite etwas aufgeräumt. Der Erklärungstext wurde entfernt, da dieser viel Platz benötigt und nur schwer zu lesen ist. Stattdessen wurde das restliche Layout entzerrt und großzügiger gestaltet. Die Beschriftungen der Knöpfe wurden verkürzt.

**Abb. 7.7** Version 1.3 der iOS-App. Die erste Version, die über den App-Store verteilt wurde

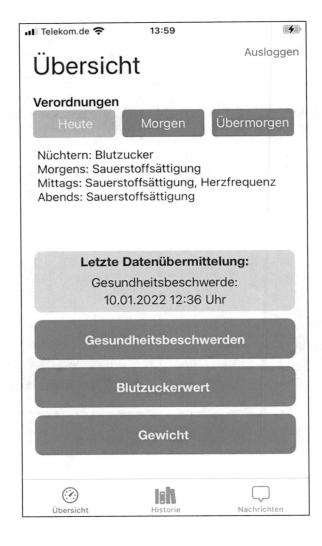

Außerdem wurde die Eingabe der Gesundheitsbeschwerden erweitert. Zuvor war es hier nur möglich, einen Freitext einzugeben. In der neuen Version liegt eine von den Ärzt*innen bereitgestellte, vordefinierte Liste an Beschwerden vor, die durch einen optionalen Kommentar ergänzt werden kann (siehe Abb. 7.8 und 7.9). Sobald eine Gesundheitsbeschwerde ausgewählt ist, wird der „Hinzufügen"-Knopf grün und lässt sich auswählen.

**Abb. 7.8** Seite zum Hinzufügen neuer Gesundheitsbeschwerden

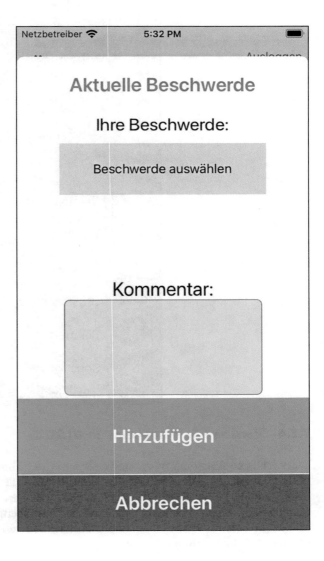

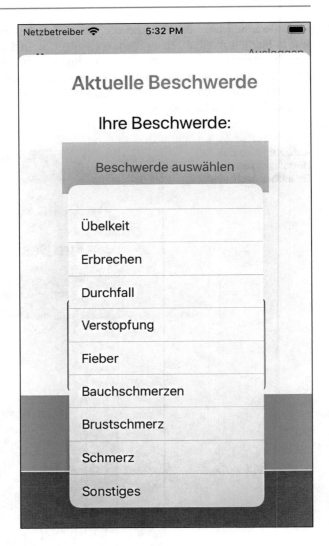

**Abb. 7.9** Die Auswahlliste mit Gesundheitsbeschwerden

### 7.2.4 Version 1.4, Pflegeheim, 31.01.2022

Die wichtigste Änderung in dieser Version war die Einführung einer neuen Bestätigungsmeldung. Diese enthält den Hinweis, dass die Daten erfolgreich übertragen wurden. Bis zu diesem Zeitpunkt wurde für einige Sekunden eine sehr kleine Meldung angezeigt, die über die erfolgreiche Datenübertragung informiert. Diese Meldung wurde oft übersehen, weshalb Unsicherheit herrschte, ob die Datenübertragung tatsächlich erfolgreich war.

**Abb. 7.10** Bildschirm zur
Bestätigung einer
erfolgreichen
Vitaldatenübermittlung

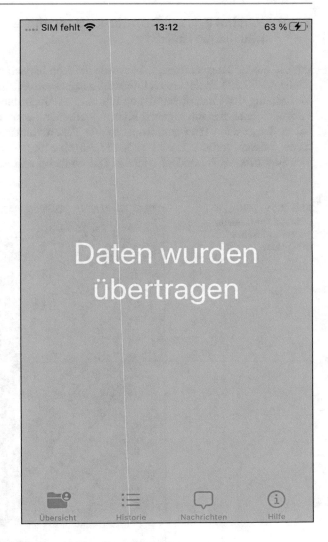

Als Reaktion darauf wurde eine neue, formatfüllende Meldung hinzugefügt. Bei
erfolgreicher Datenübertragung wurde der gesamte Bildschirm grün und es wurde
in sehr großer Schrift „Daten wurden übertragen" angezeigt (siehe Abb. 7.10).
Diese Bestätigung wird automatisch für 5 Sekunden angezeigt und verschwindet
dann wieder. Im Gespräch mit den Studienteilnehmer*innen hat sich diese Meldung
als große Unterstützung herausgestellt.

### 7.2.5 Version 2.1, zweite Interventionsphase – häusliches Umfeld

Für die zweite Interventionsphase wurde die App optisch grundlegend überarbeitet (siehe Abb. 7.11). In der ersten Interventionsphase im Pflegeheim hat die angezeigte Verordnung der Vitaldatenmessung nur eine untergeordnete Rolle gespielt, da das Pflegepersonal hier mit eigenen Plänen gearbeitet hat, an die sich gehalten wurde. Da in der zweiten Interventionsphase alle Patient*innen selbst ihre Gesundheitsdaten messen sollten, erwies sich die Anzeige der Verordnung der Vitaldatenmessung hier als besonders wichtig. Die einfache und unübersichtliche textuelle

**Abb. 7.11** iOS-App während der zweiten Interventionsphase im häuslichen Umfeld

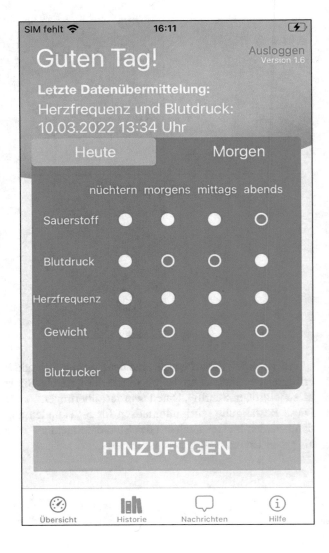

Darstellung der Vitaldatenverordnung wurde deshalb durch eine übersichtlichere tabellarische Darstellung ersetzt. In der tabellarischen Darstellung tauchen nur die Vitalwerte als Zeilen auf, die ein*e Patient*in tatsächlich messen muss – so werden unnötige Informationen vermieden. Die Option, sich die Verordnung für „Übermorgen" anzusehen, wurde entfernt, da die wählbaren Punkte „Heute" und „Morgen" hinreichende Informationen bieten. Erwähnenswert in diesem Kontext ist auch, dass die Messverordnung bei vielen Patient*innen jeden Tag identisch war, sodass der Wechsel von „Heute" auf „Morgen" in der Regel nichts an der Darstellung geändert hat.

Am oberen Bildschirmrand wurde noch eine tageszeitabhängige Begrüßung hinzugefügt, die gemeinsam mit der Farbgebung das Design auflockern sollte. Unterhalb der Begrüßung befindet sich nun die Information zur letzten Datenübermittlung.

Die Knöpfe zum manuellen Hinzufügen von Gesundheitsbeschwerden, Blutzucker und Gewicht wurden in dem „Hinzufügen"-Knopf zusammengefasst. Wird dieser gedrückt, erscheinen vier neue Knöpfe: „Gesundheitsbeschwerden", „Blutzuckerwert", „Gewicht" und „Abbrechen". Die ersten drei Knöpfe sind grün, der Abbrechen-Knopf rot.

Darüber hinaus wurde in dieser Softwareversion noch eine Hilfeseite als weiterer Tab hinzugefügt. Auf dieser ist ein Erklärvideo des Projekts inklusive der App und der verwendeten Projektgeräte zu sehen. Weiterhin befindet sich dort eine Telefonnummer für den technischen Support.

## 7.3    Geräteeinweisung und Patient*innenrückmeldungen

Während der Interventionsphasen wurden sukzessiv mehrere Maßnahmen ergriffen, um Probleme frühzeitig zu erkennen, auf diese einzugehen und sie zu beheben.

Recht früh innerhalb der ersten Interventionsphase wurde festgestellt, dass es häufig zu kleinen, schnell zu lösenden technischen Problemen oder Fragen kam. Das Pflegepersonal war jedoch in vielen Fällen nicht dazu in der Lage, bei diesen Problemen Unterstützung zu leisten, da es teilweise nicht mit der verwendeten Technik vertraut war. Allerdings standen zunächst keine anderen Ansprechpartner*innen zur Verfügung, wodurch Probleme erst beim nächsten der regelmäßig stattfindenden Besuche der Technik-Unit gelöst werden konnten.

Daher wurde die Entscheidung getroffen, einen Telefonsupport anzubieten. Hierfür wurde auf der Rückseite eines jeden iPhones im Pflegeheim ein Aufkleber mit einem der Ansprechpartner*innen der Technik-Unit und einer Telefonnummer angebracht, sodass hierüber Probleme schnell und unkompliziert gelöst werden konnten. Von dieser Maßnahme wurde im Pflegeheim auch gelegentlich Gebrauch gemacht.

In der zweiten Interventionsphase wurde direkt zu Beginn auf jedem Gerät ein ähnlicher Aufkleber angebracht. In dieser Phase sind insgesamt ca. 15 Anrufe mit konkreten Problemen eingegangen, von denen die meisten telefonisch gelöst werden konnten.

Zur Unterstützung insbesondere bei der Geräteeinweisung im Pflegeheim wurde ein Erklärvideo erstellt. Eine Herausforderung war, dass es dort in der Pflege etwa 120 Mitarbeiter*innen gibt, von denen viele in Teilzeit angestellt sind und im Schichtbetrieb arbeiten. Daher ist es quasi unmöglich, alle Mitarbeiter*innen anzutreffen und diese in die Nutzung der Geräte einzuweisen. Jedoch gibt es eine intern genutzte digitale Plattform, über die relevante Informationen ausgetauscht werden. Daher kam seitens der Pflegeleitung der Vorschlag, ein kurzes Erklärvideo zu erstellen, das in dem Portal geteilt werden kann. Dieses ist sieben Minuten lang, führt kurz in das Projekt ein, erläutert anschließend die App sowie die Messgeräte und verweist zum Schluss auf den Telefonsupport.

Bei den Patient*innen zu Hause fanden – abgesehen von einem ersten Besuch zur Geräteeinweisung – in der Regel keine weiteren Besuche statt.

### 7.3.1 Erste Interventionsphase – Pflegeheim

Am 30.11.2021 – und damit eine Woche vor Beginn der ersten Interventionsphase – erfolgte ein erster Termin zur Information der Mitarbeiter*innen im Pflegeheim. Bei diesem Termin waren drei Projektmitarbeiter anwesend, die einer größeren Gruppe von Pflegenden in einer kurzen Präsentation das Projekt und die verwendete Technik erläutert und anschließend Fragen hierzu beantwortet haben.

Die erste Interventionsphase im Pflegeheim begann am 06.12.2021. An diesem Tag wurden die Geräte für alle 20 Bewohner*innen, die an der Studie teilnehmen sollten, in das Pflegeheim gebracht. Anschließend wurde die Pflegeleitung in die Bedienung und Ersteinrichtung der Geräte eingewiesen und einige Geräte wurden an die Bewohner*innen verteilt.

Hierbei hat sich schnell herausgestellt, dass die Bewohner*innen grob in zwei Gruppen eingeteilt werden können. Einige sind geistig deutlich fitter als andere. Weiterhin gibt es Bewohner*innen, die technische Geräte wie Smartphones und Computer selbst besitzen und gut bedienen können, aber auch solche, die mit Technik nichts zu tun haben wollen. So hat es sich am Ende ergeben, dass sich acht Bewohner*innen dazu in der Lage gefühlt haben, selbst ihre Vitaldaten zu messen und über das Smartphone an den jeweiligen Arzt oder die Ärztin zu senden, während die verbleibenden zwölf Bewohner*innen es dem Pflegepersonal überlassen haben, die Daten zu erheben.

Am 15.12.2021 folgte ein weiterer Besuch im Pflegeheim, bei dem die restlichen Geräte an die „Selbstmesser*innen" verteilt wurden. Weiterhin wurden einige Mitarbeiter*innen der Pflege kurz in die Geräte eingewiesen, um selbst Messungen an den weiteren Bewohner*innen durchführen zu können.

Im Anschluss erfolgte alle ein bis zwei Wochen ein weiterer Besuch im Pflegeheim, um u. a. auf technische Probleme einzugehen. Diese regelmäßigen Besuche wurden durch einen größeren COVID-19-Ausbruch im Pflegeheim, der den gesamten März über andauerte, unterbrochen. Insgesamt fanden zwölf Besuche der Technik-Unit im Pflegeheim statt. Dabei wurden die Geräte verteilt, Unterstützung angeboten und die Geräte schließlich wieder eingesammelt.

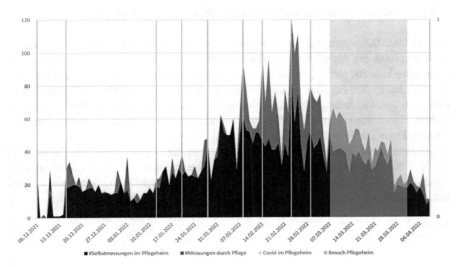

**Abb. 7.12**  Die Besuche im Pflegeheim in Beziehung gesetzt mit den Besuchen der Technik-Unit

Abb. 7.12 verdeutlicht den Zusammenhang zwischen den Besuchen im Pflegeheim (schwarze Linien) und der Anzahl an Vitaldatenmessungen (blauer Graph).
Die Daten beziehen sich sowohl auf die Selbstmesser*innen als auch auf die Messungen durch das Pflegepersonal. Es hat sich herausgestellt, dass wiederholte Besuche im Pflegeheim die effektivste Maßnahme sind, um eine regelmäßige Messung
durch die Bewohner*innen sicherzustellen.

**Störfaktoren Pflegeheim**
Im Pflegeheim gab es während der ersten Interventionsphase mehrere Krankheits-
ausbrüche, die die Arbeit vor Ort erschwert haben.

Der Besuch im Pflegeheim am 20.01.2022 wurde aufgrund eines Krätze-
Ausbruchs, dessen gesamtes Ausmaß erst während unseres Besuches erkannt
wurde, vorzeitig beendet. Erst eine Woche später war der Ausbruch so weit unter
Kontrolle, dass ein gefahrloser Besuch wieder möglich war.
In der Woche des 09.03.2022 ist es zu einem Corona-Ausbruch im Pflegeheim
gekommen, weshalb der geplante Besuch für diesen Tag kurzfristig abgesagt wurde.
In dieser Zeit ist auch die Anzahl an Messungen durch das Pflegepersonal spürbar
zurückgegangen, da Kontakte minimiert wurden. Ein sicherer Besuch war erst wieder knapp einen Monat später zum Ende der Interventionsphase im Pflegeheim
möglich, bei dem ein Großteil der Geräte eingesammelt wurde.
Weiterhin ist während der Interventionsphase ein an der Studie teilnehmender
Patient verstorben. Ein anderer Patient ist ein Palliativfall geworden und dadurch
aus der Studie ausgeschieden. Bei diesem Patienten sind im Zuge des Projekts allerdings von Anfang an keine Vitalwerte erhoben worden.

### 7.3.2 Zweite Interventionsphase – häusliches Umfeld

Am 12.04.2022 wurde mit der Verteilung der Projektgeräte für die zweite Interventionsphase im häuslichen Umfeld begonnen. An diesem Tag wurden sieben Haushalte besucht und neun Sätze an Projektgeräten verteilt. Am darauffolgenden Tag wurden in drei Haushalten fünf Projektgerätsätze ausgehändigt. Die letzten sieben noch verbleibenden Sätze an Projektgeräten wurden am 25.04.2022 in weiteren sieben Haushalten verteilt, außerdem wurden zwei Haushalte nochmal zur Behebung kleinerer Fehler besucht.

Insgesamt hat sich schnell herausgestellt, dass die Patient*innen zu Hause geistig deutlich fitter sind als jene im Pflegeheim. Die meisten von ihnen nutzen im Alltag selbst Smartphones und zum Teil Smartwatches sowie weitere moderne Technik, weshalb sie mit der Nutzung sehr vertraut sind.

# Datenbank

**8**

Olaf Gaus, Kai Hahn, Nick Brombach, Rainer Brück,
Nabeel Farhan, Alexander Keil und Stella Rosinski

Als Datenbanksystem im Projekt wurde sich für Amazon Web Services (AWS) entschieden. AWS ist mit einem globalen Marktanteil von beinahe 50 % der mit Abstand größte Cloudanbieter der Welt und stellt aufgrund seiner langjährigen Tätigkeit und Erfahrung eine Vielzahl nützlicher Dienste zur Verfügung. Es wurde sich für AWS entschieden, da deren Cloud-Dienste höchste Sicherheitsanforderungen erfüllen und auch für hochsensible personenbezogene medizinische Daten zertifiziert sind. Bei AWS ist der Speicherort der Daten wählbar und es wird garantiert, dass diese nicht den deutschen bzw. europäischen Rechtsraum verlassen. Weiterhin lag bereits Erfahrung im Umgang mit den Diensten von AWS vor, wodurch ein schneller Einstieg möglich war.

Konkret wurden von AWS drei Dienste verwendet: „DynamoDB" als Datenbank, „Cognito" als Authentifizierungsdienst und „Amplify" für den Backend-Zugang der iOS-App.

## 8.1 DynamoDB

Die DynamoDB ist eine schnelle, hochverfügbare, serverlose NoSQL-Datenbank, die von AWS bereitgestellt wird. NoSQL-Datenbanken (Not only SQL) verwenden nicht unbedingt tabellarische Beziehungen (wie in relationalen Datenbanken) für die Speicherung und den Abruf von Daten. DynamoDB wurde aufgrund mehrerer Projektvorgaben ausgewählt:

O. Gaus (✉) · K. Hahn · N. Brombach · R. Brück · A. Keil
Siegen, Deutschland

N. Farhan
Freiburg, Deutschland

S. Rosinski
Berlin, Deutschland

© Der/die Autor(en), exklusiv lizenziert an Springer-Verlag GmbH, DE, ein Teil
von Springer Nature 2024
O. Gaus, K. Hahn (Hrsg.), *Datenmedizin*,
https://doi.org/10.1007/978-3-662-68393-4_8

An dem Projekt sind zwei Ärzt*innen, ein Pflegeheim und etwa 40 Patient*innen beteiligt, daher sind nur wenige Datenbankzugriffe zu erwarten. Da die Datenbank serverlos ist, fallen keine zeitabhängigen Kosten an, sondern nur Kosten pro Zugriff, was ein wichtiger Aspekt für die Nutzung über die Projektlaufzeit hinaus ist.

Da es sich um eine NoSQL-Datenbank handelt, können die Spalten der Tabellen je nach Projektbedarf kontinuierlich erweitert und an die Projektbedürfnisse angepasst werden. Zum Beispiel bestand ein Eintrag für einen Vitalwert am Anfang aus der ID von Patient*innen, dem Aufnahmezeitpunkt und dem Wert selbst. Später wurden die Übertragungszeit, ein medizinischer Kommentar, eine „Gelesen"-Kennzeichnung und Metadaten hinzugefügt, ohne dass hierfür Änderungen an der Tabelle notwendig waren.

## 8.2    Cognito

AWS Cognito ist ein Authentifizierungsdienst, über den die Verwaltung der Benutzer*innen und die Zugangsberechtigungen geregelt wurden. Hier lassen sich neue Accounts erstellen, optional mit E-Mail-Adressen verknüpfen und verwalten. Es ist nicht möglich, die gesetzten Passwörter einzusehen, wodurch eine hohe Sicherheit gegeben ist.

## 8.3    Datenbankarchitektur

Die Datenbank enthält insgesamt 15 Tabellen, die im Laufe des Projekts mehrfach ergänzt und erweitert wurden.

Bei der Erstellung des Datenbankkonzeptes wurde großer Wert auf Datenschutz gelegt. Alle Daten werden pseudonymisiert gespeichert. Die personenbezogenen Daten der Patient*innen liegen gemeinsam mit einer ID, die für die Pseudonymisierung verwendet wird, auf dem separaten Server „eu-west-1" in Irland. Alle restlichen Daten befinden sich auf dem Server „eu-central-1" in Frankfurt. Auf diesem werden grundsätzlich nur die IDs gemeinsam mit den jeweiligen Daten gespeichert, jedoch keine Merkmale, anhand derer man die Studienteilnehmer*innen identifizieren könnte. Es wird also der Zugang zu zwei separaten Servern benötigt, um die Vitaldaten den jeweiligen Studienteilnehmer*innen zuordnen zu können.

Die Web-Oberfläche für die Ärzt*innen wurde auf einem virtuellen Server im Rechenzentrum der Universität Siegen gehostet. Dieser Server hatte Zugang sowohl zu den pseudonymisierten Daten als auch zu den personenbezogenen Daten der Studienteilnehmer*innen und konnte daher für die Ärzt*innen alle Daten zusammenfügen. Diese Daten wurden jedoch zu keinem Zeitpunkt auf dem Server zwischengespeichert.

Auf dem Frankfurter Server sind die Stammdaten der Ärzt*innen gespeichert. Diese bestehen ebenfalls aus einer ID, die für alle Referenzierungen auf die Ärztin oder den Arzt verwendet wird, lediglich ergänzt um Vorname, Nachname und Titel. Weitere Daten der Ärzt*innen wurden im Projektkontext nicht benötigt und daher auch nicht gespeichert. Es wäre aber möglich, hier noch weitere Informationen wie Adresse, Telefonnummer, sonstige Kontaktmöglichkeiten oder ein Bild der Ärztin oder des Arztes zu hinterlegen und den Patient*innen zugänglich zu machen.

Weiterhin gibt es auf diesem Server eine Tabelle für jeden Vitalwert – abgesehen vom Blutdruck. Beim Blutdruck gibt es für den systolischen und den diastolischen Wert separate Tabellen. Für diese Lösung wurde sich entschieden, da „Apple Health" die Werte ebenfalls in separaten Tabellen speichert und so die Weiterleitung an die Datenbank wesentlich vereinfacht wurde. Für die Web-Oberfläche werden aus beiden Tabellen die Blutdruckdaten mit gleicher Patient*innen-ID und gleichem Datum automatisch zusammengeführt.

Bei den Vitaldaten wurden neben der Patient*innen-ID, dem Zeitpunkt der Aufnahme, einem Kommentar und dem Wert an sich im Laufe des Projekts noch ein „Check"-Wert und Metadaten hinzugefügt. Der „Check"-Wert gibt an, ob die Daten bereits von einer Ärztin oder einem Arzt als gesehen markiert wurden. Die Metadaten enthalten Informationen zu der Quelle der Vitaldaten, die in der Web-Oberfläche ebenfalls veranschaulicht werden.

Eine weitere Tabelle dient der Zuordnung der Patient*innen zu ihren jeweiligen Ärzt*innen. Erneut werden hier lediglich die IDs von Ärzt*innen und Patient*innen verwendet, um die Zuordnung zu ermöglichen. Weiterhin wurde in der Datenbank auch die Möglichkeit bedacht, dass diese Zuordnung eine zeitliche Begrenzung mit Start- und Enddatum haben könnte. Eine derartige Funktion wurde im Projektkontext jedoch nicht benötigt und wurde daher aus Zeitgründen nicht implementiert.

Für die Stammdaten von Patient*innen und Ärzt*innen, Nachrichten, Vitaldatenverschreibungen und die Zuordnung von Patient*innen zu Ärzt*innen existieren weitere Tabellen. Außerdem gibt es noch Tabellen für die patient*innenindividuellen Grenzwerte und ärztliche Diagnosen.

Eine genaue Auflistung ist Abb. 8.1 zu entnehmen.

**Heart_rate**

| Column | Type |
|---|---|
| Patient_id | String |
| Timestamp | String |
| Value | Numeric |
| Comment | String |
| Metadata | List |
| Check | Numeric |

**Weight**

| Column | Type |
|---|---|
| Patient_id | String |
| Timestamp | String |
| Value | Numeric |
| Comment | String |
| Check | Numeric |

**Oxygen_saturation**

| Column | Type |
|---|---|
| Patient_id | String |
| Timestamp | String |
| Value | Numeric |
| Comment | String |
| Metadata | List |
| Check | Numeric |

**Blood_pressure_systole**

| Column | Type |
|---|---|
| Patient_id | String |
| Timestamp | String |
| Systole | Numeric |
| Comment | String |
| Metadata | List |
| Check | Numeric |

**Blood_pressure_diastole**

| Column | Type |
|---|---|
| Patient_id | String |
| Timestamp | String |
| Diastole | Numeric |
| Metadata | List |

**General_health_condition**

| Column | Type |
|---|---|
| Patient_id | String |
| Timestamp | String |
| Condition | String |
| Comment | String |
| Check | Numeric |

**Blood_sugar**

| Column | Type |
|---|---|
| Patient_id | String |
| Timestamp | String |
| Value | Numeric |
| Meal | String |
| Comment | String |
| Check | Numeric |

**Default_limits**

| Column | Type |
|---|---|
| Physician_id | String |
| Vital_value | String |
| Level1 | String |
| Level2 | String |
| Level4 | String |
| Level5 | String |

**Limits**

| Column | Type |
|---|---|
| Patient_id | String |
| Vital_value | String |
| Level1 | String |
| Level2 | String |
| Level4 | String |
| Level5 | String |

**Diagnosis**

| Column | Type |
|---|---|
| Patient_id | String |
| Physician_id | String |
| Timestamp | String |
| Diagnosis | String |

**Patient_master_data**

| Column | Type |
|---|---|
| Patient_id | String |
| Name | String |
| Firstname | String |
| Birthday | String |
| Sex | String |
| Height | Numeric |
| Phonenumber | String |
| Postcode | String |
| Street | String |
| City | String |

**Physician_master_data**

| Column | Type |
|---|---|
| Physician_id | String |
| Titel | String |
| Name | String |
| Firstname | String |
| Patients_Refresh | String |
| Notification_Refresh | String |
| Parameter_Refresh | String |
| Message_Refresh | String |

**Messages**

| Column | Type |
|---|---|
| Patient_id | String |
| Timestamp | String |
| Physician_id | String |
| Message | String |
| New | Bool |
| Subject | String |
| Deleted | Bool |

**Prescription**

| Column | Type |
|---|---|
| Patient_id | String |
| Start_timestamp | String |
| End_timestamp | String |
| Physician_id | String |
| Vital_value | String |
| Interval_days | Numeric |
| Empty_stomach | Bool |
| Morning | Bool |
| Noon | Bool |
| Evening | Bool |

**Patient_mapping**

| Column | Type |
|---|---|
| Physician_id | String |
| Patient_id | String |
| Startdate | String |
| Enddate | String |

**Abb. 8.1** Übersicht aller Tabellen und Spalten in der Datenbank

# Web-Frontend

9

Olaf Gaus, Kai Hahn, Nick Brombach, Rainer Brück,
Nabeel Farhan, Alexander Keil und Stella Rosinski

Das Ärzt*innen-Web-Frontend wurde in C# mit ASP.NET entwickelt. Bei der Entwicklung konnte auf Vorarbeiten einer studentischen Projektgruppe aufgebaut werden. Diese haben bereits als Teil ihres Studiums an einer Oberfläche für Ärzt*innen gearbeitet, in der sich Vitaldaten visualisieren und verwalten lassen.

Die fertige Oberfläche wurde auf zwei unterschiedlichen Servern gehostet: Ein Server gehört zur „Microsoft Azure Cloud" und kann für Universitäten in einem gewissen Kontingent gratis genutzt werden. Hier lassen sich neue Softwareversionen sehr einfach und mit wenigen Klicks online stellen. Da es sich um ein Gratisangebot handelt, ist die Performance stark beschränkt, sodass das Aufrufen der Webseite schnell mehrere Sekunden dauern kann. Dieser Server wurde hauptsächlich für interne Tests und Demos neuer Features verwendet.

Bei dem zweiten Server handelt es sich um einen virtuellen Server, der im Rechenzentrum der Universität Siegen gehostet wird. Dieser läuft wesentlich performanter und ihm lässt sich eine Domain frei zuweisen. Allerdings ist es mit deutlich höherem Aufwand verbunden, eine neue Version der Weboberfläche auf diesem Server online zu stellen. Daher wurden hier nur stabil laufende und getestete Versionen hochgeladen. Dieser Server war der einzige, auf den die Ärzt*innen Zugriff hatten.

O. Gaus (✉) · K. Hahn · N. Brombach · R. Brück · A. Keil
Siegen, Deutschland

N. Farhan
Freiburg, Deutschland

S. Rosinski
Berlin, Deutschland

O. Gaus, K. Hahn (Hrsg.), *Datenmedizin*,
https://doi.org/10.1007/978-3-662-68393-4_9

49

## 9.1    Versionshistorie

Tabelle 9.1 soll eine Übersicht über die Versionshistorie des Web-Frontends liefern. Dokumentiert sind die Versionsnummer, das Datum, zu dem die Version fertiggestellt war, und die wichtigsten durchgeführten Änderungen oder Kommentare. Weiterhin ist angegeben, ob die Version den Ärzt*innen zur Verfügung gestellt wurde, oder ob es sich nur um eine interne Testversion gehandelt hat. Sowohl den Ärzt*innen als auch dem Personal im Pflegeheim wurde am 09.12.2022 ein Zugang zum Web-Frontend eingerichtet.

**Tab. 9.1**  Versionsübersicht der Weboberfläche für die Ärzt*innen

| Vers. | Datum | Verteilt | Wichtigste Änderungen und Kommentar |
|---|---|---|---|
| 1.0 | 11.09.2021 | Nein | Startversion von studentischer Projektgruppe |
| 2.0 | 19.11.2021 | Nein | Layout-Anpassungen, Wechsel der Datenbankarchitektur, Hinzufügen von Diagnosen ermöglicht, Mahlzeiten für Blutzucker hinzugefügt, Kommentar zu Vitaldaten ermöglicht, verschiedene Benutzerrollen hinzugefügt, Verschreibungen von Vitaldaten hinzugefügt, Gesundheitsbeschwerden hinzugefügt, Vielzahl weiterer kleinerer Anpassungen. |
| 2.2 | 24.11.2021 | Nein | Hinzufügen von Patient*innen für Admin ermöglicht, Timeline mit allen Werten des Patienten oder der Patientin hinzugefügt, kleinere Fehlerbehebungen. |
| 2.4 | 01.12.2021 | Nein | Formatierungsfehler behoben, Patient*innendaten auf notwendiges Minimum reduziert, Fehlerbehebung mit Session-Verwaltung. |
| 2.5 | 03.12.2021 | Nein | Admin-Funktionen erweitert, Oberfläche für Pflege optimiert, kleinere Anpassungen. |
| 2.6 | 08.12.2021 | Ja | Startseite für Pflege angepasst, Fehlerbehebungen. |
| 2.7 | 17.12.2021 | Ja | Ärztliche Kommentare für Pflege ausgeblendet, Verschreibungsseite verbessert, Anzeige für niedrig aufgelöste Bildschirme verbessert, Verwaltung von unvollständigen Patient*innendaten verbessert, Ändern von Patient*innendaten ermöglicht, Interventionsphase zu Patient*innendaten hinzugefügt. |
| 2.8 | 25.01.2022 | Nein | Übersicht aller Patient*innen zu durchgeführten und verordneten Messungen für Admin hinzugefügt, Funktion hinzugefügt, um Vitaldaten als „gelesen" zu markieren. |
| 2.9 | 03.02.2022 | Ja | Erster Entwurf der EKG-Anzeige für interne Tests zu Dashboard hinzugefügt (nicht für Ärzt*innen sichtbar), Fehlerbehebungen. |
| 2.10 | 04.02.2022 | Ja | Übersicht über durchgeführte Messungen für Pflege freigeschaltet. |
| 3.0 | 01.03.2022 | Nein | Interne Speicherung der Vitaldaten komplett überarbeitet, EKG-Anzeige verbessert, Diagnosen entfernt, Modus zum anonymisierten Öffnen der Oberfläche hinzugefügt, Auslesen von Metadaten hinzugefügt. |

**Tab. 9.1** (Fortsetzung)

| Vers. | Datum | Verteilt | Wichtigste Änderungen und Kommentar |
|---|---|---|---|
| 3.1 | 07.03.2022 | Ja | Initiales Laden der Oberfläche verbessert, Metadaten zu Oberfläche hinzugefügt, Kommentare und „Gesehen"-Funktion für EKG hinzugefügt, Aktualisieren der Gesamtübersicht verbessert. |
| 3.2 | 09.03.2022 | Nein | Admin-Seite für Mapping von Patient*innen zu Ärzt*innen hinzugefügt. |
| 3.3 | 16.03.2022 | | EKG für Ärzt*innen hinzugefügt und als Verordnung ermöglicht. |
| 3.4 | 05.04.2022 | Nein | Laden von EKGs verbessert, EKG zu Timeline und Übersicht hinzugefügt, Laden großer Datenmengen aus der Datenbank verbessert, zeitlichen Umfang der Startseite begrenzt. |
| 3.5 | 08.04.2022 | Nein | EKG-Darstellung verbessert, Fehlerbehebung bei EKG-Kommentar und „Gesehen"-Funktion. |
| 3.6 | 14.04.2022 | | Laden der Gesamtübersicht verbessert, Herzfrequenz und SpO2-Daten von Watch in Übersicht ignorieren. |
| 4.0 | 29.04.2022 | Nein | Umorganisation des Quellcodes, Implementierung einer neuen Startseite, Laden von EKG-Daten und Grenzwerten optimiert, „Gelesen"-markieren aller Vitaldaten ermöglichen, grafische Gesamtübersicht aller Werte eines Patienten oder einer Patientin hinzugefügt. |
| 4.1 | 09.05.2022 | Ja | Darstellung aller Vitaldaten eines Patienten oder einer Patientin verbessert, „Kommentar" zu „Notiz" umbenannt, da Name zu Verwirrungen geführt hat, Datenquellen zu Dashboard hinzugefügt, Vielzahl kleiner Bugfixes. |
| 4.2 | 24.05.2022 | Ja | Apple-Watch-Werte zu grafischer Übersicht hinzugefügt, Speicherleck behoben. |
| 4.3 | 31.05.2022 | Nein | Gesundheitszustand zu grafischer Übersicht hinzugefügt, Laden von EKGs verbessert, Anzeigen von Ladebildschirm, wenn Hintergrundprozess arbeitet. |
| 4.4 | 03.06.2022 | Ja | Fehlerbehebung bei Datenquelle, Anzeige von EKG in Timeline und Gesamtübersicht. |

## 9.2 Benutzerrollen

Zur Rechteverwaltung innerhalb des Web-Frontends wurden den Benutzer*innenkonten Rollen zugewiesen. Von diesen hing wesentlich der zur Verfügung stehende Funktionsumfang ab.

### Administrator

Die Rolle des Administrators oder der Administratorin wurde zu Verwaltungszwecken eingefügt. Ein Zugang zu Accounts mit diesen Rechten stand lediglich dem Studienarzt und den an der Entwicklung der Oberfläche beteiligen Mitarbeiter*innen zu Verfügung. Accounts mit diesen Rechten können die Daten aller an der Studie beteiligen Patient*innen ohne Einschränkung einsehen. Weiterhin ist es hierüber möglich, neue Patient*innenkonten einzurichten und einzustellen, welche anderen Accounts die Daten von welchen Patient*innen einsehen können.

**Arzt**
Der Arzt oder die Ärztin kann die Daten aller ihm oder ihr zugewiesenen Patient*innen einsehen, die Vitaldatenverordnungen anpassen und den Patient*innen Nachrichten schreiben. Diese Art von Account wurde für die beiden am Projekt teilnehmenden Ärzt*innen eingerichtet.

**Pflege**
Das Pflegepersonal hat gegenüber den Ärzt*innen etwas eingeschränktere Rechte. Es lassen sich ebenfalls nur die Daten von zugewiesenen Patient*innen einsehen. Das Pflegepersonal kommt nicht auf die normale Startseite der Ärzt*innen, sondern wird stattdessen gleich auf das Dashboard mit den Vitaldaten weitergeleitet. Außerdem ist es den Pflegenden nicht möglich, Vitaldatenverordnungen anzupassen sowie Nachrichten an die Patient*innen zu senden oder einzusehen. Von diesen Accounts wurde lediglich einer für das Pflegeheim eingerichtet.

**Anonym**
Diese Rolle wurde eingefügt, um Dritten gegenüber die Oberfläche vorzustellen, ohne dabei die Patient*innendaten preiszugeben. Die Rechte unterscheiden sich im Wesentlichen kaum von denen des Administrators, es lassen sich ebenfalls die Daten aller Patient*innen einsehen. Der Hauptunterschied ist, dass alle personenbezogenen Daten entfernt oder durch ein kryptisches Pseudonym ersetzt wurden, sodass keinerlei Rückschlüsse auf die Person hinter dem Pseudonym möglich sind.

## 9.3    Ärztliches Feedback

Im Projekt „DataHealth Burbach" wurde zu Beginn der technischen Entwicklung mehrfach der Rat des Studienarztes zum weiteren Vorgehen eingeholt. Weiterhin wurde von technischer Seite aus zweimal Feedback der Ärzt*innen zur Oberfläche erfragt. Die initialen Rückmeldungen des Studienarztes haben zu einer Vielzahl an Änderungen geführt, die hier im Detail nicht aufgelistet werden. Eine detaillierte Übersicht der wichtigsten Änderungen der einzelnen Versionen ist Tab. 9.1 zu entnehmen.

Das erste Feedback erfolgte am 09.12.2021. An diesem Tag wurden beide Ärzt*innen und das Pflegeheim besucht, die persönlichen Zugangsdaten zur Web-Oberfläche übergeben und anschließend der aktuelle Aufbau besprochen und Feedback hierzu eingeholt. Bis zu diesem Zeitpunkt hatten die Akteur*innen keinen Kontakt zu der Oberfläche.

Die wichtigsten Verbesserungsvorschläge waren:

- Das Dashboard soll eine tabellarische Übersicht aller Vitalwerte eines Patienten oder einer Patientin enthalten,
- die Vitalwerte sollen als „gelesen" markiert werden können,

- die Oberfläche soll für Anzeigen mit niedriger Auflösung besser optimiert werden und
- personenbezogene Daten von Patient*innen sollen vom Arzt oder der Ärztin geändert werden können.

Am 08.04.2022 wurde eine der Ärzt*innen ein zweites Mal besucht und erneut ein umfangreiches Feedback mit zahlreichen Verbesserungsvorschlägen eingeholt. Die wichtigsten Verbesserungsvorschläge waren:

- Überarbeitung der Startseite: Es soll besser sichtbar sein, welche Vitaldaten von welchen Patient*innen neu eingetroffen sind.
- Eine grafische Gesamtansicht aller Vitaldaten eines Patienten oder einer Patientin soll hinzugefügt werden.

## 9.4 Aufbau

Das Web-Frontend besteht aus einer Vielzahl an verschiedenen Seiten, die im Laufe des Projekts teilweise umfangreich ergänzt oder gar ersetzt wurden. Die folgenden Unterkapitel sollen einen Überblick hierüber liefern.

### 9.4.1 Startseite

Im Projekt gab es insgesamt zwei verschiedene Startseiten. Die erste Version (siehe Abb. 9.1) wurde ursprünglich von der studentischen Projektgruppe entwickelt und zeigt Warnungen zu Vitaldaten an. Die zweite Version wurde im laufenden Projekt mit den Ärzt*innen neu gestaltet und zeigt neue Vitalwerte an. Die Implementierung der neuen Oberfläche erfolgte mit Version 4.0, die Umstellung der Ärzt*innen auf die neue Seite mit Version 4.1 am 09.05.2022.

**Warnungsseite**
Die ursprüngliche Startseite im Projekt bestand aus einer fortwährenden Liste an Warnungen, wenn die Vitaldaten eines einzelnen Patienten oder einer einzelnen Patientin außerhalb der vorher definierten Grenzbereiche waren. Hier gab es gelbe Warnungen bei leichten Abweichungen und rote Alarme bei signifikanten Abweichungen. Das Problem bei dieser Variante ist, dass die Vitalwerte einiger Patient*innen häufig außerhalb der Grenzbereiche lagen, weshalb von diesen Patient*innen sehr viele Warnungen auftauchten. Dadurch gingen die Werte anderer Patient*innen, die nur selten abwichen, schnell unter – auch wenn diese Abweichungen ebenso relevant sein konnten. Daher wurde gemeinsam mit dem Studienarzt eine neue Startseite erarbeitet.

**Übersicht ungelesene Messungen**
Beim Wechsel auf die Version 4.0 des Web-Frontends wurde die Startseite komplett neu gestaltet (siehe Abb. 9.2). Auf Anregung der am Projekt beteiligen Ärzt*innen

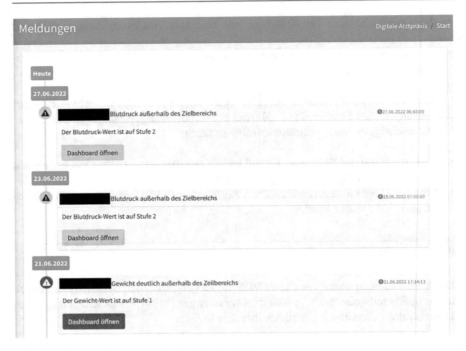

**Abb. 9.1** Ursprüngliche Startseite der Weboberfläche mit Warnungen

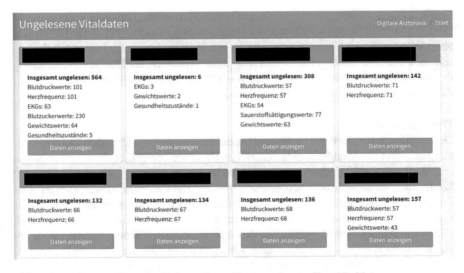

**Abb. 9.2** Verbesserte Startseite: Informationen über neu eingetroffene Vitaldaten

wurde bereits zu einem früheren Zeitpunkt im Projekt die Möglichkeit eingefügt, Vitaldaten als „gelesen" zu markieren und diese Information an die Patient*innen zurückzuspiegeln. Die Idee für eine neue Start- und Übersichtsseite war daher, alle Patient*innen aufzulisten, deren Vitaldaten noch nicht als „gelesen" markiert waren, sodass der behandelnde Arzt oder die behandelnde Ärztin auf den ersten Blick über neue Daten aller Patient*innen informiert wird. Weiterhin wird auf der neuen Start- und Übersichtsseite detailliert aufgelistet, wie viele Daten von welchem Typ verfügbar sind.

### 9.4.2  Dashboard

Die wichtigste Seite aus ärztlicher Sicht ist das Dashboard. Bei diesem kann man sich die Vitalwerte der Patient*innen unterschiedlich darstellen lassen. Im Folgenden werden diese unterschiedlichen Möglichkeiten und Ansichten erläutert.

#### 9.4.2.1 Gesamtübersicht
Für administrative Zwecke und zur besseren Übersicht über den Stand der Vitaldatenmessungen wurde eine Gesamtübersicht eingefügt. Diese stand zunächst nur den Administrator*innen zur Verfügung und wurde später auch für die Pflegeleitung freigeschaltet. Dies erfolgte, da jede Etage des Pflegeheims eine andere Station darstellt und sich hier starke Unterschiede in der Anzahl der erfolgten Messungen gezeigt haben.

Die Grundidee ist, dass es für jeden Patienten und jede Patientin eine Zeile und für jedes Datum eine Spalte gibt. In der jeweiligen Zelle der Tabelle steht eine Zahl, die sich darauf bezieht, wie viele neue Vitaldaten von den jeweiligen Patient*innen am jeweiligen Datum eingegangen sind. Dahinter wird in Klammern festgehalten, wie viele Vitaldaten laut Verordnung hätten eingehen sollen. Zur besseren Übersicht wurde außerdem eine Farblegende hinzugefügt, mit der auf den ersten Blick ersichtlich ist, wie gut die Verordnung erfüllt wurde:

- Hellgrün: über 100 %
- Dunkelgrün: 100 %
- Gelb: über 66 %
- Orange: über 33 %
- Hellrot: über 1 %
- Dunkelrot: 0 %
- Grau: keine Verordnung vorhanden

Ein exemplarischer Auszug der Gesamtübersicht ist Abb. 9.3 zu entnehmen. Jede Spalte stellt hier eine*n andere*n Patient*in dar, dessen*deren Daten in der ersten Spalte stehen. Aus Datenschutzgründen ist diese Spalte nicht Teil der Abbildung.

| 09.06.2022 | 08.06.2022 | 07.06.2022 | 06.06.2022 | 05.06.2022 | 04.06.2022 | 03.06.2022 | 02.06.2022 | 01.06.2022 | 31.05.2022 |
|---|---|---|---|---|---|---|---|---|---|
| 8 (8) | 9 (8) | 8 (8) | 9 (8) | 7 (8) | 8 (8) | 8 (8) | 10 (8) | 8 (8) | 8 (8) |
| 5 (5) | 4 (5) | 5 (5) | | | | 7 (5) | 5 (5) | 6 (5) | 5 (5) |
| 2 (2) | | 2 (2) | 2 (2) | | 2 (2) | 2 (2) | 2 (2) | 2 (2) | 2 (2) |
| | | | 2 (2) | | 2 (2) | 2 (2) | 2 (2) | 2 (2) | |
| 2 (2) | 2 (2) | 2 (2) | 2 (2) | 2 (2) | 2 (2) | 2 (2) | 2 (2) | 2 (2) | 2 (2) |
| 2 (2) | 2 (2) | 2 (2) | 2 (2) | 2 (2) | 2 (2) | 2 (2) | 2 (2) | 2 (2) | 2 (2) |
| 3 (3) | 3 (3) | 3 (3) | 3 (3) | 3 (3) | 3 (3) | 3 (3) | 4 (3) | 3 (3) | 3 (3) |
| 2 (3) | 4 (3) | 4 (3) | 6 (3) | 3 (3) | 3 (3) | 3 (3) | 5 (3) | 3 (3) | 3 (3) |
| 2 (2) | 2 (2) | 2 (2) | 4 (2) | 2 (2) | 2 (2) | 2 (2) | 2 (2) | 2 (2) | 2 (2) |
| 2 (2) | 2 (2) | 2 (2) | | 2 (2) | 2 (2) | | 2 (2) | 2 (2) | |
| 3 (1) | 1 (1) | 1 (1) | 1 (1) | 1 (1) | 1 (1) | 1 (1) | 1 (1) | 2 (1) | 1 (1) |
| 2 (2) | 4 (2) | 4 (2) | 2 (2) | | | | | | 4 (2) |
| 4 (4) | 4 (4) | | 4 (4) | | 4 (4) | 4 (4) | 4 (4) | 4 (4) | 5 (4) |

**Abb. 9.3** Ausschnitt der Gesamtübersicht über die Messungen, jede Zeile stellt einen Studienteilnehmer dar

### 9.4.2.2 Timeline

Die Timeline ist eine tabellarische Übersicht aller eingetroffenen Vitalwerte, die auf Wunsch der Ärzt*innen eingefügt wurde, um alle Vitaldaten eines Patienten bzw. einer Patientin auf einen Blick zu sehen. Neben den Werten werden auch die Datenquelle, die ärztliche Notiz und der „Gesehen"-Status angezeigt (siehe Abb. 9.4).

### 9.4.2.3 Grafische Übersicht

Die grafische Übersicht (siehe Abb. 9.5) wurde auf ärztlichen Wunsch zusätzlich zur Timeline hinzugefügt. Sie ist deutlich übersichtlicher als die Timeline und zeigt alle Werte des gewählten Zeitraums als separate Graphen übereinander. Wenn man mit der Maus über einen der Graphen fährt, werden bei allen Graphen die Details des Wertes, der dem Mauszeiger am nächsten ist, angezeigt. So lassen sich auch sämtliche Details inklusive Aufnahmezeitpunkt anzeigen.

Oberhalb der Graphen gibt es zwei Knöpfe. Einer davon markiert alle unten stehenden Werte als „gesehen". Der zweite Knopf zeigt an, wie viele ungelesene EKGs es gibt und springt zur EKG-Ansicht, sobald man ihn klickt. Wenn es keine EKGs gibt, wird der Knopf nicht angezeigt.

### 9.4.2.4 Vitalwerte

Das Design der Ansicht der Vitalwerte ist nahezu identisch für die Vitalwerte Blutdruck, Herzfrequenz, Blutzucker und Sauerstoffsättigung (siehe Abb. 9.6). Auf der linken Seite wird eine tabellarische Übersicht der Werte angezeigt. Hier ist es möglich, den ärztlichen Kommentar zu bearbeiten und Vitalwerte als „gesehen" zu markieren.

In der unteren rechten Ecke können Grenzwerte definiert werden, welche die gemessenen Werte nicht unter- oder überschreiten sollten. Diese Werte können patient*innenindividuell festgelegt werden.

| Zeitpunkt | Vitalparameter | Vitalwert | Quelle | Notiz | Gesehen |
|---|---|---|---|---|---|
| 13.05.2022 08:09 | Blutdruck | 166 / 74 mmHG | beurer | | ☐ |
| 13.05.2022 08:09 | Herzfrequenz | 58 /min | beurer | | ☐ |
| 13.05.2022 07:51 | SpO2 | 99 % | beurer | | ☐ |
| 13.05.2022 05:39 | Gewicht | 83,2 kg | 👆 | | ☐ |
| 12.05.2022 09:27 | Gewicht | 82,5 kg | 👆 | | ☐ |
| 12.05.2022 07:47 | SpO2 | 94 % | beurer | | ☐ |
| 12.05.2022 07:46 | SpO2 | 94 % | beurer | | ☐ |
| 12.05.2022 06:49 | Blutdruck | 140 / 72 mmHG | beurer | | ☐ |
| 12.05.2022 06:49 | Herzfrequenz | 68 /min | beurer | | ☐ |
| 11.05.2022 10:52 | Gewicht | 82,9 kg | 👆 | | ☐ |
| 11.05.2022 07:44 | SpO2 | 97 % | beurer | | ☐ |
| 11.05.2022 06:26 | Blutdruck | 140 / 75 mmHG | beurer | | ☐ |
| 11.05.2022 06:26 | Herzfrequenz | 53 /min | beurer | | ☐ |

**Abb. 9.4** Timeline der Weboberfläche

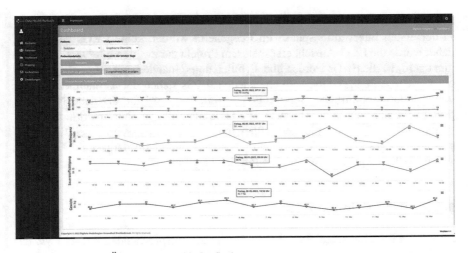

**Abb. 9.5** Grafische Übersicht der Weboberfläche

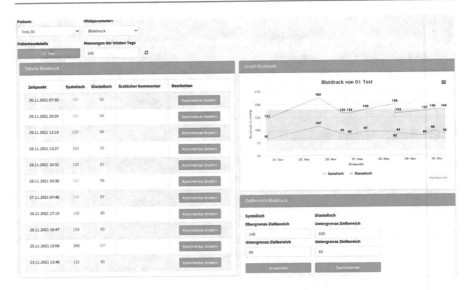

**Abb. 9.6** Detailansicht eines Vitalwertes am Beispiel Blutdruck

In der oberen rechten Ecke befindet sich ein Graph der Vitaldaten. Im Hintergrund ist der gewählte Grenzbereich farblich hinterlegt. Wenn man mit der Maus über den Graphen fährt, werden – ähnlich wie bei der grafischen Übersicht – die Details des jeweiligen Vitalwertes angezeigt.

### 9.4.2.5 EKG

In der ersten Interventionsphase im Pflegeheim wurden keine EKGs verwendet, daher wurde die EKG-Ansicht erst später im Projekt zur zweiten Interventionsphase hinzugefügt. Alle EKGs werden übersichtlich untereinander angezeigt, die neuesten oben (siehe Abb. 9.7). Oberhalb eines jeden EKGs stehen der Aufnahmezeitpunkt und die durchschnittliche Herzfrequenz. Weiterhin wird die ärztliche Notiz angezeigt, die sich auch ändern lässt. Die EKGs können als „gesehen" markiert werden.

Es wird der Übersichtlichkeit halber immer nur ein Ausschnitt des EKGs angezeigt, das gesamte EKG wird deutlich kleiner unterhalb dargestellt. Hier lässt sich auch der vergrößert dargestellte Bereich anpassen.

### 9.4.3   Patient*innendaten

Abb. 9.8 zeigt eine Liste aller Patient*innen des entsprechenden Arztes bzw. der Ärztin mit den Randdaten. Auf Knopfdruck lassen sich direkt die Details einsehen. Aus dieser Ansicht heraus ist es auch möglich, die Vitaldatenverordnungen der einzelnen Patient*innen einzusehen und diese zu bearbeiten.

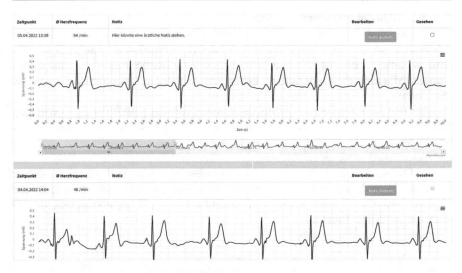

**Abb. 9.7** EKG-Ansicht der Weboberfläche

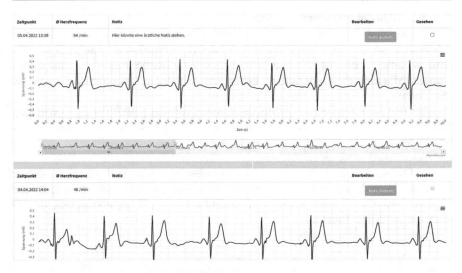

**Abb. 9.8** Patient*innen Übersicht der Weboberfläche

### 9.4.3.1 Vitaldatenverordnungen

Die Darstellung der ärztlichen Vitaldatenverordnungen lässt sich in Abb. 9.9 einsehen. Hier werden im oberen Bereich die aktiven Verordnungen angezeigt, während im unteren Bildbereich alle historischen Vitaldatenverordnungen aufgeführt werden. Alle aktiven Verordnungen lassen sich mit einem Knopfdruck als beendet markieren.

Über den Knopf im oberen Bildbereich lassen sich neue Vitaldatenverordnungen erstellen. Für jeden Vitalparameter kann immer nur eine aktive Verordnung existieren. Wenn eine zweite Verordnung zu demselben Vitalwert erstellt wird, wird die alte Verordnung automatisch beendet.

Der Dialog zum Erstellen neuer Verordnungen ist in Abb. 9.10 zu sehen. Dieser ist an der Verordnung von Medikamenten orientiert. Im oberen Bereich kann der Vitalwert ausgewählt werden, in der Mitte ein Intervall in Tagen und im unteren Bereich die jeweilige Tageszeit.

**Neue Verordnung hinzufügen**

- Es kann für jeden Vitalwert immer nur eine Verordnung existieren. Beim Erstellen einer neuen Verordnung für denselben Vitalwert wird die alte Verordnung automatisch beendet.
- Beim Erstellen einer neuen Verordnung, wird der Start der neuen Verordnung automatisch auf den darauffolgenden Tag gesetzt.

**Aktive Verordnungen**

| Vitalwert | Erstellzeit | Messbeginn | Interval in Tagen | Tägliche Verordnung | |
|---|---|---|---|---|---|
| SpO2 | 03.03.2022 12:06 | 04.03.2022 | 1 | Mittags | Verordnung beenden |
| Blutdruck | 28.03.2022 09:14 | 29.03.2022 | 2 | Morgens, Abends | Verordnung beenden |
| Blutzucker | 29.03.2022 06:14 | 30.03.2022 | 1 | Morgens Nüchtern | Verordnung beenden |
| EKG | 03.04.2022 15:48 | 04.04.2022 | 2 | Morgens, Abends | Verordnung beenden |

**Historische Verordnungen**

| Vitalwert | Erstellzeit | Endzeit | Interval in Tagen | Tägliche Verordnung |
|---|---|---|---|---|
| Blutzucker | 23.02.2022 12:40 | 29.03.2022 06:14 | 2 | Morgens, Abends |
| Herzfrequenz | 02.02.2022 16:41 | 29.03.2022 06:13 | 7 | Morgens, Abends |
| Gewicht | 02.02.2022 16:41 | 29.03.2022 06:13 | 7 | Morgens, Abends |

**Abb. 9.9** Übersicht verordneter Vitaldatenmessungen

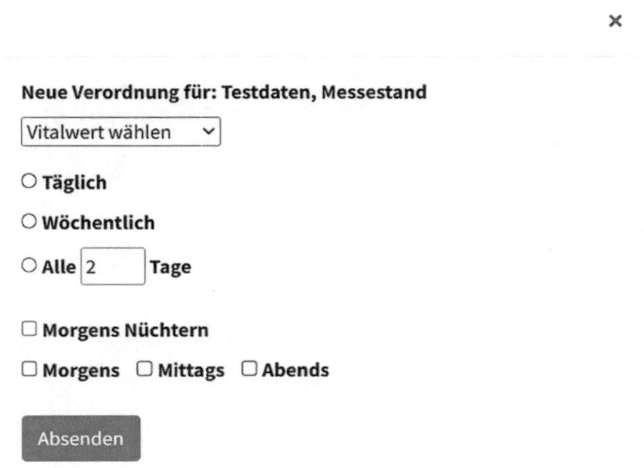

**Abb. 9.10**  Ansicht zur
Erstellung einer neuen
Vitaldatenverordnung

×

**Neue Verordnung für: Testdaten, Messestand**

Vitalwert wählen   ˅

○ **Täglich**

○ **Wöchentlich**

○ **Alle** 2    **Tage**

☐ **Morgens Nüchtern**

☐ **Morgens**  ☐ **Mittags**  ☐ **Abends**

Absenden

### 9.4.4  Nachrichten

Es wurde bereits darauf eingegangen, dass die hier vorgestellte App für Ärzt*innen
die Möglichkeit umfasst, Nachrichten an die Patient*innen zu schicken. Auf eine
Kommunikationsmöglichkeit von Patient*innen zu den Ärzt*innen wurde bewusst
verzichtet.

Die Nachrichten an Patient*innen enthalten – ähnlich wie E-Mails – neben Ab-
sender*in und Empfänger*in einen Betreff, den Nachrichtentext an sich und das
Datum mit Zeitangabe. Weiterhin können Nachrichten von den Patient*innen als
„gelesen" markiert werden, diese Information wird dem Arzt wieder zurück-
gespiegelt.

Leider wurde diese Kommunikationsmöglichkeit von den Ärzt*innen im Projekt
nicht genutzt, weshalb die Funktion im Projekt kaum weiterentwickelt wurde.

# Studienmethodik

**10**

Olaf Gaus, Kai Hahn, Nick Brombach, Rainer Brück, Nabeel Farhan, Alexander Keil und Stella Rosinski

## 10.1 Forschungsfrage und Ziele

Die ländliche Primärversorgung steht vor dem Hintergrund des hohen Durchschnittsalters der praktizierenden Hausärzt*innen (56,6 Jahre deutschlandweit) vor großen Herausforderungen in den nächsten Jahren. Mit 59,4 Hausärzt*innen pro 100.000 Einwohner*innen herrscht bereits heute eine Unterversorgung in ländlichen Regionen, die sich in ganz Europa abzeichnet. Durch diese Problematik kann die zukünftige hausärztliche Versorgung insbesondere in Pflegeheimen nicht mehr gesichert werden. Technologische Innovationen wie Telemonitoring bzw. Datenmobilität könnten vor diesem Hintergrund eine Entlastung herbeiführen. Diese Studie untersucht die Herausforderungen des Einsatzes von ärztlich verordnetem Vitaldaten-Monitoring bei spezifischen Krankheitsbildern im Pflegeheim und zu Hause sowie den Einfluss des Vitaldaten-Monitorings auf die hausärztliche Versorgung.

- Wie unterscheiden sich die prädiktiven Faktoren hinsichtlich der Nutzung in beiden Settings (Pflegeheim und zu Hause)?
- Was sind wichtige Gestaltungsfaktoren, um ein Vitaldatenmonitoring flächendeckend in beiden Settings (Pflegeheim und zu Hause) umzusetzen?

O. Gaus (✉) · K. Hahn · N. Brombach · R. Brück · A. Keil
Siegen, Deutschland

N. Farhan
Freiburg, Deutschland

S. Rosinski
Berlin, Deutschland

## 10.2 Versuchspersonen (beide Phasen)

### 10.2.1 Patient*innenrekrutierung

Beide Hausärzt*innen, Dr. med. Jozsef Marton und Frau Fudu Yu, wählten anhand der festgelegten Einschlusskriterien entsprechende Patient*innen. Dies erfolgte unter Mitwirkung des Pflegeheims „Christliche Seniorenhäuser Lützeln" mit Geschäftsführer Jochen Loos und Pflegedienstleitung Daniela Dörr sowie der Studienärzte Prof. Dr. med. Veit Braun und Prof. Dr. med. Nabeel Farhan. Im Pflegeheim wurden die Patient*innen von beiden hausärztlichen Praxen unter Beteiligung des Seniorenhauses kontaktiert und in der Pflegeeinrichtung über die Durchführung der Studie aufgeklärt. Aus dem häuslichen Umfeld wurden von beiden Praxen die ambulanten Patient*innen einbestellt und von den zuständigen Studienärzten und beteiligten Hausärzt*innen über die Studie aufgeklärt.

### 10.2.2 Einschluss- und Ausschlusskriterien

Eingeschlossen wurden Patient*innen mit Krankheitsbildern, die aus hausärztlicher Sicht von einer regelmäßigen Übermittlung von Vitaldaten (Herzfrequenz, Blutdruck, Sauerstoffsättigung, Elektrokardiografie, Gewicht) profitieren. Folgende Ausschlusskriterien wurden festgelegt:

- Erkrankungen, die eine Vitaldatenaufzeichnung offensichtlich nicht durchführbar machen oder therapeutisch nicht sinnvoll erscheinen,
- Personen, die zum Zeitpunkt der Durchführung der Studie nicht volljährig sind,
- Personen, die nicht über das erforderliche sprachliche Verständnis für die Beurteilung einer Teilnahme an der Studie verfügen.

### 10.2.3 Stichprobengröße

In dieser explorativen Studie wurden 19 Patient*innen im Pflegeheim sowie 21 ambulante Patient*innen aus dem häuslichen Umfeld rekrutiert. Bei Festlegung der Stichprobengröße wurden die zumutbare Betreuungszahl für die supervidierenden beiden Hausärzt*innen und die Anzahl der erforderlichen technischen Devices und deren Finanzierung berücksichtigt.

### 10.2.4 Demografische Beschreibung der Stichproben

Im Pflegeheim konnten 19 Patient*innen (Durchschnittsalter 87,3 Jahre), darunter 9 Patientinnen und 10 Patienten, hauptsächlich mit Herz-Kreislauf- und Stoffwechselerkrankungen, eingeschlossen werden. Aus dem häuslichen Umfeld nahmen an der Studie 21 Patient*innen (Durchschnittsalter 69,4 Jahre) teil, darunter 8 Patientinnen und 13 Patienten, ebenfalls hauptsächlich mit Herz-Kreislauf- und Stoffwechselerkrankungen.

## 10.2.5 Setting

Im Pflegeheim und im häuslichen Umfeld wurden auf Grundlage der Krankheitsbilder entsprechende Vitaldatenmessungen von den zuständigen Hausärzt\*innen verordnet. Die ausgewählten Patient\*innen erhielten anhand dieser Verordnung die entsprechenden technischen Geräte inklusive einer technischen Schulung. Die Schulung fand am Wohnort der Patient\*innen (Pflegeheim oder zu Hause) statt, um die technischen Gegebenheiten (Internetverbindung etc.) zu berücksichtigen. Zur Unterstützung der Patient\*innen im Pflegeheim bei der Vitaldatenaufzeichnung wurden Pflegende des Seniorenhauses ebenfalls technisch geschult. Die erhobenen Vitaldaten konnten von den zuständigen Hausärzt\*innen über die Webseite bzw. das Arzt-Frontend online begutachtet werden. Die daraus resultierenden Maßnahmen wurden sodann mit Patient\*innen und/oder Pflegenden telefonisch oder im Rahmen der regulären Arztbesuche kommuniziert. Eventuelle Änderungen an der Vitaldatenverordnung wurden von den Hausärzt\*innen über die Webseite/Arzt-Frontend online durchgeführt. Während der gesamten Studienzeit wurde für alle Studienbeteiligten (Hausärzt\*innen, Patient\*innen, Pflegende) ein technischer Support (telefonisch/bei Bedarf vor Ort) angeboten.

## 10.3 Ethikkommission

Diese Projektstudie erhielt am 22.12.2021 ein positives Votum durch die Ethikkommission der Ärztekammer Westfalen-Lippe und der Westfälischen Wilhelms-Universität Münster.

## 10.4 Studiendesign

Die Untersuchung zum Vitaldatenmonitoring teilt sich in eine Prä-Interventions- und eine Post-Interventionsphase (jeweils im Pflegeheim und zu Hause) auf, um den Einfluss von Akzeptanzfaktoren zur Nutzung und Organisation des Vitaldatenmonitorings zu untersuchen. Ziel der Prä-Interventionsphase sind dabei die Untersuchung und der Vergleich von nutzungsrelevanten Einstellungen in den beiden Nutzungsszenarien (Pflegeheim und zu Hause). Vorab wurde hierzu ein narratives Literaturreview zum Schlagwort „Telemonitoring" über die Suchdatenbanken Google Scholar und Web of Science durchgeführt, um auf bereits bestehenden Erkenntnissen aufzubauen. Die Post-Interventionsphase dient der explorativen Untersuchung aller Faktoren, die die Nutzung beeinflussen. Das beschriebene Design aus der Untersuchung des Einsatzes von Telemonitoring in Pflegeheim und im häuslichen Umfeld stellt dabei ein Novum dar und eignet sicher daher für eine qualita-

tive Untersuchung in Form von semi-strukturierten Interviews. In der Prä-Phase soll
der Fokus auf den Patient*innen liegen, während in der Post-Phase eine holistische
Evaluation durch Inkludierung aller relevanten Stakeholder*innen (Hausärzt*innen, Pflegepersonal und Patient*innen) erfolgt.

## 10.5    Sammlung und Auswertung der Interviewdaten

Die Interviews in der Prä-Interventionsphase erfolgten im Pflegeheim im November
und Dezember 2021, während sie im häuslichen Umfeld im März 2022 stattfanden.
Hierzu wurden im Pflegeheim 12 der 19 eingeschriebenen Patient*innen vor Ort
interviewt. Gründe dafür, dass die restlichen acht Personen nicht befragt werden
konnten, waren Hospizaufenthalte, mangelnde Ansprechbarkeit aufgrund von Ver-
wirrtheit oder Demenz und Ablehnung des Interviews oder der Interviewauf-
zeichnung. Darüber hinaus wurden fünf Pfleger*innen (eine vor Ort, vier per Videotelefonat) befragt. Im häuslichen Umfeld wurden alle 21 eingeschriebenen Patient*innen vor Ort interviewt. Ebenso wurden die zwei behandelnden Ärzt*innen
per Videotelefonat befragt. Die Interviews der Post-Interventionsphase erfolgten im
Pflegeheim im März 2022 und im häuslichen Umfeld im Juni 2022. Die Interviews
im Pflegeheim wurden mit neun Patient*innen vor Ort und vier Pfleger*innen per
Videotelefonat durchgeführt. Zwei der initial zwölf Patient*innen konnten aufgrund
gesundheitlicher Probleme nicht mehr teilnehmen und ein weiterer Patient verstarb.
Eine Pflegerin verweigerte zudem das Interview. Die beiden Ärzt*innen wurden
ebenfalls per Videotelefonat befragt. Die Interviews wurden aufgezeichnet und mit
dem Programm MAXQDA 2022 transkribiert, codiert und analysiert. Zur Codie-
rung und Analyse wurde eine qualitative Inhaltsanalyse[1] angewendet. Das Haupt-
ziel war hierbei, Muster in den Interviews zu identifizieren, welche die Einstellungen
sowie Faktoren, die die Nutzung beeinflussen, beschreiben. Dazu wurde ein
Open-Coding-Ansatz verwendet. Die Interviews wurden von zwei Forschenden unabhängig voneinander codiert und anschließend gemeinsam besprochen. So kam es
beispielsweise vor, dass Textpassagen unterschiedlich codiert wurden. Solche Kon-
flikte wurden gelöst, indem einer der vorhandenen Codes als der passendere identifiziert wurde oder die beiden Codes zu einem zusammengeführt wurden. Dies
wurde so lange wiederholt, bis alle Textpassagen erfolgreich codiert waren und sich
beide Forscher*innen auf das Ergebnis geeinigt hatten.

---

[1] Mayring, P. (2010): „Qualitative Inhaltsanalyse". In: Mey, G./Mruck, K. (Hrsg.): *Handbuch Qualitative Forschung in der Psychologie*. Wiesbaden, VS Verlag für Sozialwissenschaften, S. 601–613.

# Ergebnisse in der Versorgung

11

Olaf Gaus, Kai Hahn, Nick Brombach, Rainer Brück, Nabeel Farhan, Alexander Keil, und Stella Rosinski

## 11.1 Ergebnisse der Interviews aus Pflegeheim und häuslichem Umfeld (Prä-Intervention)

Die semi-strukturierten Interviews mit Patient*innen (n = 12), die zu Interviews bereit waren, wurden mittels qualitativer Inhaltsanalyse auf ihre Einstellung zu fünf Faktoren untersucht, welche für die Nutzung der holistischen Lösung eine wichtige Rolle spielen können. Zwei der Patient*innen wurden dabei aufgrund starker gesundheitlicher Einschränkungen durch ihre Partner*innen unterstützt. Folgende Faktoren wurden untersucht: Einstellung zur Selbstvermessung, Selbstwirksamkeit und Gesundheitsverhalten, allgemeine Haltung zu Technologie, Einfluss von Technologie auf das Verhältnis von Ärzt*innen und Patient*innen sowie die Wahrnehmung der Primärversorgung.

### 11.1.1 Einstellung zur Selbstvermessung

Die Kategorie *Einstellung zur Selbstvermessung* (siehe Abb. 11.1) umfasst die Haltung zu digitalen Technologien sowie bisherige Erfahrungen mit Technologien hinsichtlich einer eigenständigen Vitaldatenerhebung.

Die Patient*innen im Pflegeheim wiesen diesbezüglich ein gemischtes Stimmungsbild auf. Sieben der zwölf Patient*innen (≈ 58 %) äußerten sich in den Interviews positiv zum geplanten Vitaldatenmonitoring und verwiesen auf ihre

O. Gaus (✉) · K. Hahn · N. Brombach · R. Brück · A. Keil
Siegen, Deutschland

N. Farhan
Freiburg, Deutschland

S. Rosinski
Berlin, Deutschland

© Der/die Autor(en), exklusiv lizenziert an Springer-Verlag GmbH, DE, ein Teil von Springer Nature 2024
O. Gaus, K. Hahn (Hrsg.), *Datenmedizin*,
https://doi.org/10.1007/978-3-662-68393-4_11

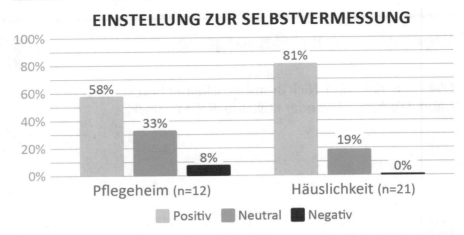

**Abb. 11.1** Ergebnisse der prä-interventionellen Patient\*innen-Interviews: Einstellung zur Selbstvermessung

einschlägige Erfahrung mit entsprechenden Messgeräten. Auch die Intention, diese zu nutzen, wurde als positive Haltung eingeordnet. Vier der zwölf Patient\*innen (≈ 33 %) gaben an, eine gemischte Einstellung zum Vitaldatenmonitoring zu haben. Diese Patient\*innen zeichneten sich beispielsweise durch eine abwartende Haltung aus. Sie sahen die Verantwortung für die Messungen verteilt bei sich und den Pfleger\*innen. Ein\*e Patient\*in (≈ 8 %) wies eine negative Haltung zur Selbstvermessung auf und gab an, kein Interesse an den eigenen Gesundheitsdaten zu haben. Diese Person sah die Verantwortung ganz bei der Pflege.

Die Gruppe aus dem häuslichen Umfeld zeichnete sich durch eine positive Haltung zur Selbstvermessung aus, die mit den häufigen Messungen zusammenhing, welche bereits vor dem Projekt durchgeführt wurden. Diese Personengruppe dokumentierte in vielen Fällen die eigenen Werte in analoger Form und begrüßte die vereinfachte digitale Datendokumentation. Auch wenn Patient\*innen darüber sprachen, aufgrund von gesundheitlichen Beschwerden ein Interesse an einer regelmäßigen Datenaufnahme zu haben, konnte dies als positive Haltung bewertet werden. Einige Personen gaben außerdem an, sich für eine visuelle Darstellung der vermessenen Vitaldaten zu interessieren. Wenn Patient\*innen sagten, dass eine regelmäßige Vitaldatenmessung für sie keinen nennenswerten Aufwand bedeutete, wurde dies ebenfalls als positiv bewertet. Die positiv eingestellten Patient\*innen zeigten sich außerdem an einer regelmäßigen Besprechung der erhobenen Werte mit ihren Hausärzt\*innen interessiert. Insgesamt wiesen 17 der 21 Versuchspersonen (≈ 81 %) eine positive Haltung zur Selbstvermessung auf.

Neutral eingestellte Personen gaben an, die Messungen eher zur Absicherung des eigenen Gesundheitszustandes durchführen zu wollen. Ein intrinsisches Interesse, die Daten zu dokumentieren, ließ sich eher nicht erkennen. Ein\*e Patient\*in äußerte sich folgendermaßen:

**Ein negativer Kommentar:** *„Ich will das alles nicht so überbewertet haben. Wenn ich weiß, dass mein Blutdruck okay ist und wenn der Arzt damit zufrieden ist, dann ist das in Ordnung. Dann will ich also nicht andauernd an so 'ner Maschine hängen und sagen: Ich muss Blutdruck messen, ich habe heute noch nicht gemessen. Das will ich nicht. "*

Die Messungen sollten laut dieser Person eher bedarfsorientiert statt regelmäßig stattfinden. Dennoch erkennt sie den Nutzen der Lösung an. Vorab getroffene Aussagen, die Messungen eher seltener durchführen zu wollen als angedacht, wurden ebenfalls als neutrale Haltung bewertet. Vier der befragten Patient*innen ($\approx$ 19 %) konnten in ihrer Haltung zum verschriebenen Vitaldatenmonitoring als neutral eingestuft werden. In Phase 2 der Intervention gab es in den Prä-Befragungen keine Personen, die sich negativ über die geplanten Messungen äußerten.

### 11.1.2  Selbstwirksamkeit und Gesundheitsverhalten

Die Kategorie *Selbstwirksamkeit und Gesundheitsverhalten* (siehe Abb. 11.2) bildet ab, inwiefern Patient*innen sich selbst in der Lage sehen, Handlungen auszuführen, die zur Aufrechterhaltung der eigenen Gesundheit beitragen. Konkret äußert sich dies in einer aktiven Haltung und Responsivität gegenüber Körpersignalen. Diese Haltung löst eine Intention zu Gesundheitsverhalten oder tatsächliches Gesundheitsverhalten aus.

Der Großteil der Patient*innen im Pflegeheim wies eine entsprechende Selbstwirksamkeit hinsichtlich des Gesundheitsverhaltens auf. Hierbei ergab sich im Rahmen der Befragung, dass elf der zwölf Patient*innen ein intrinsisches Interesse an ihrer Gesundheit äußerten ($\approx$ 92 %). So gaben sie z. B. an, zum Ausschluss von Symptomen eine Selbstvermessung für wichtig zu halten, ihr Gewicht reduzieren zu wollen oder allgemein ein Interesse an der eigenen Gesundheit zu haben. Eine

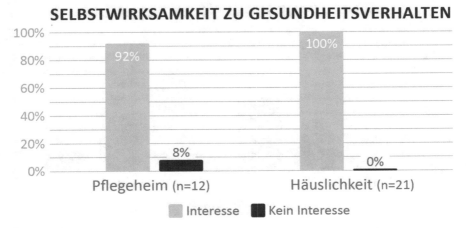

**Abb. 11.2** Ergebnisse der prä-interventionellen Patient*innen-Interviews: Selbstwirksamkeit zu Gesundheitsverhalten

Person gab kein Interesse für ihre Gesundheit an, da diese im hohen Alter für sie keine Rolle mehr spiele.

Im häuslichen Umfeld zeigte sich eine ähnliche Tendenz. Alle Patient*innen gaben an, sich für ihre Gesundheit selbst verantwortlich zu fühlen:

> **Ein positiver Kommentar:** *„Ich bin eher selber dafür, dass ich gesund bleibe. Ich vertraue den Ärzten, ja, aber ich denke schon, dass ich alles wahrnehme, um meine Gesundheit zu stabilisieren."*

> **Ein positiver Kommentar:** *„Manchmal denke ich sogar, also ich selber bin mehr für meine Gesundheit verantwortlich wie die Ärzte. Ich weiß ja am besten Bescheid."*

Zu diesem Thema gaben die Patient*innen an, regelmäßig Sport zu treiben und sich bewusst zu ernähren. Als Grund dafür nannten die Personen ihre chronischen Erkrankungen wie Diabetes oder einschneidende gesundheitliche Erlebnisse wie Schlaganfälle.

### 11.1.3 Allgemeine Haltung zu Technologie

Die Kategorie *Allgemeine Haltung zu Technologie* (siehe Abb. 11.3) beschreibt die positive oder negative Bewertung der Nutzung und Einführung neuer Technologien in einem beliebigen Umfeld.

Im Pflegeheim zeigte sich bei den Patient*innen eine überwiegend skeptische Haltung gegenüber der Nutzung von Technologie. Drei der zwölf Patient*innen indizierten in diesem Kontext eine positive Haltung ($\approx$ 25 %), da sie beispielsweise bereits im Berufsleben in Kontakt mit Technologien gekommen waren. Diese Personen besaßen zum Zeitpunkt der Befragung z. B. einen Computer, ein Tablet, ein

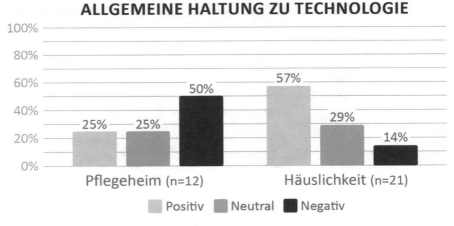

**Abb. 11.3** Ergebnisse der prä-interventionellen Patienten-Interviews: Allgemeine Haltung zu Technologie

Smartphone oder weitere Technologien. Drei der zwölf Patient*innen ($\approx$ 25 %) zeigten eine neutrale Haltung gegenüber der Nutzung von Technologien. Diese Personen hielten beispielsweise Basistechnologien wie ein Telefon für ausreichend und sahen sich aufgrund ihres Alters und der einhergehenden Einschränkungen kaum in der Lage, weitere Technologien zu nutzen. Sechs der zwölf Patient*innen ($\approx$ 50 %) wiesen eine negative Einstellung auf. Sie gaben an, kein Interesse an Technologie zu haben. Als Gründe gaben diese Personen an, dass sie nie in Kontakt mit Technologie gekommen seien und daran auch kein Interesse hätten. Dies ging mit einer geringen Selbstwirksamkeit im Hinblick auf die Nutzung von Technologie einher:

**Ein negativer Kommentar:** *„Nee, da rege ich mich nur auf und habe Angst, ich würde irgendwas falsch tippen und so. Nee, das mach ich nicht."*

Bezüglich ihrer Haltung zur Technologie waren die Versuchspersonen zu Hause unterschiedlich aufgestellt. Alle Patient*innen besaßen mindestens ein technisches Gerät wie einen Computer, ein Tablet oder ein Smartphone. Personen, die im Beruf bereits Erfahrungen mit digitalen Medien gesammelt hatten, waren häufig erfahrener im Umgang mit ihren Geräten. Für sechs Personen ($\approx$ 29 %) war die Nutzung digitaler Geräte eher funktionaler Natur, d. h. das Smartphone wurde ausschließlich zum Telefonieren genutzt oder der Computer nur zum Verfassen von Textdokumenten. Diese funktional orientierte Einstellung wird als neutrale Haltung zur Technologie bewertet. Positiv eingestellte Personen gaben mehr Nutzungsbereiche für digitale Technologien an, etwa E-Mails, Social Media, Hotelbuchungen, News, Videotelefonie, Online-Shopping, Betreiben von Websites oder Internetrecherche. Dieser Kategorie konnten zwölf Personen ($\approx$ 57 %) zugeordnet werden. Drei Personen ($\approx$ 14 %) wiesen tendenziell eine negative Haltung zur Technologienutzung auf.

Ein Aspekt, der in einigen Interviews aufgegriffen wurde, war die Rolle jüngerer Familienmitglieder bei der Technologienutzung. Zwölf Patient*innen ($\approx$ 57 %) gaben an, die eigenen Kinder oder Enkel bei technischen Fragen um Rat zu bitten oder nannten als Grund der Techniknutzung die Kommunikation mit der Familie. Jüngere Familienmitglieder waren häufig auch Auslöser der Techniknutzung allgemein, hatten das Smartphone angeschafft oder zur Nutzung animiert.

### 11.1.4  Einfluss von Technologie auf die Beziehung von Hausärzt*innen und Patient*innen

Die Kategorie *Einfluss von Technologie auf die Beziehung der Hausärzt*innen und Patient*innen* (siehe Abb. 11.4) spiegelt die Wahrnehmung der Patient*innen hinsichtlich der zunehmenden Digitalisierung im Gesundheitswesen wider. Im Detail beschreibt diese Kategorie die Einschätzung, inwiefern telemedizinische Lösungen (z. B. Vitaldatenmonitoring in Kombination mit einer Videosprechstunde, die einen hausärztlichen Besuch ersetzen könnte) als Bereicherung wahrgenommen werden.

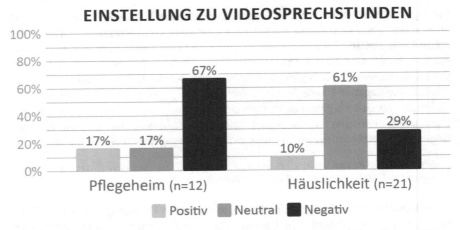

**Abb. 11.4** Ergebnisse der prä-interventionellen Patient*innen-Interviews: Einstellung zu Video-sprechstunden

Auch den Einfluss auf die Beziehung zu ihren Ärzt*innen sollten die Patient*innen hier darstellen.

Die Patient*innen im Pflegeheim erachteten die Kommunikation vor Ort mit physischem Kontakt größtenteils als essenziell. Lediglich zwei der zwölf Patient*innen konnten sich eine Videosprechstunde als Ersatz für den routinemäßigen Besuch in der ärztlichen Sprechstunde vorstellen ($\approx 17$ %). Der Besuch vor Ort wurden in diesen Fällen als größerer Aufwand angesehen. Hierbei spielten die Erfahrung mit Videotelefonie im Rahmen der COVID-19-Pandemie eine Rolle.

**Ein negativer Kommentar:** *„Vorstellen könnte ich mir das, ich habe ja auch schon jetzt gesprochen, wenn mein Sohn im Krankenhaus lag, [...] da durften wir ja überhaupt nicht besuchen und da ging ja alles nur über Videotelefonie."*

Weitere zwei Personen waren der Videosprechstunde gegenüber neutral eingestellt ($\approx 17$ %). Sie sahen zwar in gewissen Aspekten Vorteile, wie bei einfachen Bedarfen oder bei Immobilität, gaben aber an, dass eine Videosprechstunde den Besuch in der ärztlichen Sprechstunde nicht ersetzen sollte. Das Gespräch vor Ort sei wichtig für die persönliche Einschätzung. Videotelefonie wurde von den beiden Personen grundsätzlich und insbesondere aufgrund von Einschränkungen wie vermindertem Hör- und Sehvermögen als schwierig betrachtet. Des Weiteren wurden Bedenken über mögliche Probleme technischer Natur geäußert. Es werde aus diesen Gründen nicht annähernd die Kommunikationsreichhaltigkeit erreicht wie bei einer Interaktion von Mensch zu Mensch vor Ort.

Die weiteren acht Patient*innen ($\approx 67$ %) lehnten technische Ergänzungen in der hausärztlichen Behandlung vollständig ab, da sie den menschlichen Kontakt aus bereits vorherig genannten Gründen präferierten oder einen hohen Bedarf an menschlicher Nähe äußerten.

**Ein negativer Kommentar:** *„Nein, das ist ja im Grunde das, was ich auch bedauere – von Mensch zu Mensch ist das optimal. Vor allem wenn es um Krankheiten geht. Sei es der Körper, sei es die Seele."*

**Ein negativer Kommentar:** *„Aber das ist doch gar nicht mehr menschlich! Wenn der über den Monitor da redet, weiß ich gar nicht mehr, was ich mit dem reden soll."*

Im häuslichen Setting wurde die Verlegung der Kommunikation in den digitalen Raum ebenfalls kritisch betrachtet. Zwei Personen ($\approx$ 10 %) äußerten sich positiv und gaben an, eine Videosprechstunde zu begrüßen, sechs Personen ($\approx$ 29 %) wiesen eine eher negative Haltung auf und lehnten eine Videosprechstunde vollständig ab:

**Ein neutraler Kommentar:** *„So eine Videosprechstunde, das wäre für mich irgendwo utopisch. Obwohl es [das] eigentlich nicht mehr ist."*

**Ein negativer Kommentar:** *„Ich find das ein bisschen gruselig, mit 'nem Monitor zu kommunizieren. Da müsst ich mich glaub ich dran gewöhnen."*

13 Patient\*innen (61 %) waren neutral eingestellt und gaben an, eine persönliche Begegnung in der Praxis einer Videosprechstunde vorzuziehen. Sie hielten die regelmäßigen Besprechungen der erhobenen Werte aber auch per Telefon oder Videosprechstunde für möglich.

**Ein neutraler Kommentar:** *„Wenn es darum geht, Blutdruck etc. – all diese, ich sage jetzt mal Oberflächlichkeiten – irgendwie abzuhandeln, dann ist das natürlich genial. Es gibt aber auch die anderen Gespräche, die man gerne mit dem Arzt dann vor Ort persönlich besprechen würde."*

Diese Personen schätzten die Videosprechstunde als eine mögliche Alternative zum Besuch in der ärztlichen Sprechstunde ein, um sich längere Wege zu sparen. Die Besprechung schwerwiegender gesundheitlicher Probleme und körperliche Untersuchungen sollten nach Möglichkeit trotzdem vor Ort geschehen. Der Entfall längerer Wartezeiten und die Vermeidung von Kontakten hinsichtlich der Coronapandemie wurden als Vorteile genannt.

## 11.1.5 Wahrnehmung der Primärversorgung

Die *Wahrnehmung der Primärversorgung* (siehe Abb. 11.5) beschreibt die Zufriedenheit mit der aktuellen Versorgung durch die betreuenden Hausärzt\*innen. Die Einschätzung setzt sich aus verschiedenen Faktoren wie der Besuchsdauer und -frequenz zusammen.

Die Patient\*innen im Pflegeheim zeigten hierbei ein gemischtes Meinungsbild. Zwei Personen beschrieben die Versorgung im Hinblick auf die Besuche im Pflegeheim vor Ort als positiv ($\approx$ 17 %). Die Frequenz der Besuche sowie die genommene Zeit für Gespräche wurden als zufriedenstellend bewertet. Generell beschrieben diese Personen das positive Gefühl, gut versorgt zu sein. Die über-

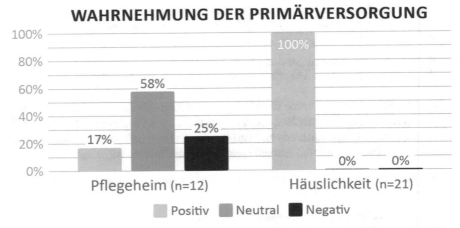

**Abb. 11.5** Ergebnisse der prä-interventionellen Patient*innen-Interviews: Wahrnehmung der Primärversorgung

wiegende Mehrheit (sieben von zwölf Patient:innen, ≈ 58 %) beschrieb die Wahrnehmung der Versorgung als neutral. So wurden beispielsweise Gespräche mit Ärzt*innen als spärlich und kurz beschrieben, dennoch zeigten sich die Patient*innen nicht unzufrieden, da sie dies vor dem Hintergrund der generellen Versorgungssituation als adäquat betrachten. Drei Personen (≈ 25 %) zeigten sich unzufrieden mit der Versorgung. Anders als die positiv gestimmten Personen beurteilten sie die Frequenz der Besuche sowie die genommene Zeit für Gespräche als nicht ausreichend. Zudem fühlten sich diese Personen aufgrund mangelnder persönlicher Gespräche nicht verstanden.

Alle Teilnehmenden aus dem häuslichen Umfeld äußerten sich grundsätzlich positiv zu ihren Hausärzt*innen (100 %). Die Patient*innen fühlten sich gut aufgehoben und sie schätzten die Fähigkeiten ihrer Hausärzt*innen.

## 11.2 Ergebnisse der Interviews aus Pflegeheim und häuslichem Umfeld (Post-Intervention)

Die Instrumente des Vitaldatenmonitorings wurden von fünf der neun Patient*innen im Pflegeheim eigenständig genutzt. Zwei der Patient*innen, die keine eigenständige Messung durchführten, wurden durch ihre Partner*innen vermessen, die anderen zwei durch Pfleger*innen. Demnach vermaßen sich 67 % der Patient*innen in der Pflege selbst und 33 % der Patient*innen mussten unterstützt bzw. durch das Personal vermessen werden. Zu Hause konnten alle Patient*innen das Monitoring selbst durchführen (100 %). Die Nutzung variierte dabei in ihrer Tiefe und Häufigkeit aufgrund verschiedener Faktoren. Es gab keine Veränderungen in den Einstellungen aufgrund der Intervention. Aus den Interviews ergaben sich folgende fünf Kategorien zur Diskussion von Gestaltungsfaktoren und Faktoren, die die Nutzung eines Vitaldatenmonitorings beeinflussen: Technologische Selbstwirksamkeit, technologischer und sozialer Support, Usability, organisatorisches Management und Auswirkungen des Telemonitorings.

## 11.2.1 Technologische Selbstwirksamkeit

Die Kategorie *Technologische Selbstwirksamkeit* bezieht sich darauf, inwieweit bei Patient*innen oder Pfleger*innen der Glaube an die eigene Fähigkeit, eine technologisch anspruchsvolle, neue Aufgabe erfolgreich bewältigen zu können, vorhanden ist. Unabhängig von ihrer Haltung zur Technologie gab es bei den Studienteilnehmer*innen initial Probleme in der Nutzung, welche zu einer Auslagerung der Verantwortung führten oder die Nutzung in ihrer Tiefe einschränkten. Probleme waren unter anderem Fehlermeldungen bei der Übertragung der Werte oder mangelndes Wissen im Umgang mit Apps, was zu einer Unsicherheit bezüglich der Nutzung führte.

**Ein neutraler Kommentar:** *„Woran hat das gelegen? Ja, es war eine gewisse Unsicherheit und vielleicht eine gewisse Bequemlichkeit [...]. Mit der Manschette [...], ich dachte, die passt nicht, was aber nicht mal so ist und mit dem Smartphone kannte ich mich ja auch gar nicht aus. Da hatte ich dann doch erst Probleme, ja."*

**Ein neutraler Kommentar:** *„Nein, das haben nur die Herren gemacht, wenn die mal hier waren. Nee, [...] ich habe schon immer gesagt, die wischen da dran und die können das so schnell und, also, da habe ich bewusst aber auch nichts gemacht, um nichts durcheinander zu machen. Hier beim Computer kommt ja auch schon mal was und dann weiß man nicht, was man gemacht hat."*

Wie bereits in der Prä-Befragung deutlich wurde, waren die Patient*innen im ambulanten Setting technologisch grundsätzlich breiter aufgestellt als die Bewohner*innen im Pflegeheim. Ihre bestehenden Fähigkeiten im Umgang mit digitalen Technologien empfanden die Patient*innen als nützlich hinsichtlich der Bedienung der Geräte. Auch Teilnehmer*innen aus dem häuslichen Umfeld, die vor Beginn des Projekts nur wenige Berührungspunkte mit digitalen Technologien gehabt haben, fühlten sich durch die technische Aufklärung befähigt, mit allen Geräten sicher umzugehen. Während die Patient*innen im Pflegeheim öfter keine Messungen übertrugen, funktionierten die Messung und die Übertragung zu Hause trotz einigen Herausforderungen nahezu problemlos. Bezüglich der Patient*innenauswahl für das ambulante Setting bedauern die beteiligten Hausärzt*innen, dass von vornherein vor allem technikaffine Personen bereit waren, überhaupt am Projekt teilzunehmen. Personen, die etwa kein Internet hatten, seien auch nicht bereit gewesen, sich darauf einzulassen.

## 11.2.2 Technologischer und sozialer Support

Vor dem Hintergrund der aufgetretenen technischen Probleme zeigte sich, dass der *technologische Support* in der anfänglichen Phase von hoher Relevanz war. Der Support konnte die Nutzer*innen sowohl im Pflegeheim als auch zu Hause einweisen, wodurch die Nutzer*innen eine Selbstwirksamkeit im Umgang mit den Geräten gewinnen konnten. Zudem konnte beim Auftreten von technischen Problem Unterstützung angeboten werden. Nichtsdestotrotz gab es im weiteren Verlauf insbesondere im Pflegeheim auch Probleme, welche nur durch einen Vor-Ort-Support gelöst werden konnten.

**Ein neutraler Kommentar:** *„Ja ja. Das erste Mal hatte ich immer Bescheid gesagt, aber inzwischen kamen dann die Jungen wieder von der Uni, die haben dann dabei geguckt, der hat mir dann noch einen Tipp gesagt, das funktioniert aber auch hinterher nicht. Wie gesagt, da hatte ich angerufen und zufällig waren die unterwegs hierhin und die haben dann ja – was weiß ich, was die gemacht haben. Seit der Zeit ist es dann gegangen."*

Ein technologischer Support ist also wichtig, um das System instand zu halten und eine fortlaufende Nutzung zu gewährleisten. Neben dem technischen Support waren in einigen Fällen auch familiäre Mitglieder im Sinne eines *sozialen Supports* hilfreich, die den Nutzenden im Umgang mit der App halfen und Funktionen erklärten. Ebenso wichtig war dieser Support auch aufseiten des Pflegepersonals, da Fehlermeldungen die Vitaldatenmessung wieder in den alten Abläufen bewegten.

**Ein neutraler Kommentar:** *„Und das ist ja das mit der Technik, wenn die Technik versagt, dann ist es wieder wie vorher, dann muss man es wieder anders machen."*

## 11.2.3 Usability

Die Kategorie *Usability der eingesetzten Geräte* befasst sich mit den Angaben zur Bedienbarkeit der Lösung durch die Patient*innen. Hier soll auch präziser auf Probleme hinsichtlich der Nutzung der Geräte inklusive der App-Oberfläche sowie auf den Umgang mit aufgetretenen Problemen eingegangen werden.

Die Usability wurde von den aktiven Nutzer*innen in beiden Settings als einfach und effizient beschrieben. So war die Benutzeroberfläche gut zu lesen und die Bedienung nach Einweisung und Aufklärung über technische Probleme selbstverständlich. Zu Hause konnten auch Personen, die zuvor noch nicht mit iOS-Betriebssystemen oder Smartphones in Berührung gekommen waren, keine Probleme in der Bedienung der App feststellen. In beiden Settings wurde jedoch die Akkulaufzeit der iPhones von mehreren Personen als nicht ausreichend wahrgenommen. Die zu Beginn genannten Übertragungsprobleme haben in einigen Fällen zu Verunsicherung geführt. Es wurde auch von Messfehlern, die extreme Messwerte verursacht haben, berichtet.

**Ein neutraler Kommentar:** *„Das einzige war am Anfang, aber das war ein Effekt der Steifheit der Manschette. Als ihre Kollegen hier waren, da hab ich übertragen und da war ein Blutdruck von über 200, ein ganz wahnsinniger Wert und auch die nächsten waren noch relativ hoch, das lag aber an der Steifheit dieser Manschette. Die war neu und nachdem ich das jetzt ein paar Mal gemacht habe, dann ging der Blutdruck runter und ging in den normalen Bereich rein. Sonst gab's also keine Unregelmäßigkeiten. Übertragung klappt auch immer, jeden Tag."*

Diesbezüglich wurde auch berichtet, dass gelegentlich Schwankungen in den Messwerten auftraten, die nicht zu den anderen Messwerten passten. Das Pulsoximeter wurde hierbei als besonders störanfällig wahrgenommen. Die manuelle Eingabe des Gewichts in die App-Oberfläche funktionierte ebenfalls nicht einwandfrei. Aufgrund der Gerätefehler wurde der technische Support von einigen Personen als unverzichtbar wahrgenommen. Andere ignorierten Fehlermeldungen oder probierten die Messungen weiterhin selbstständig, ohne den Support in Anspruch zu nehmen. Eigene Versuche, die Probleme zu beheben, bezogen sich vordergründig auf die Überprüfung der Internetverbindung.

Die Ärzt*innen attestierten, dass die Oberfläche zum Patient*innenmanagement einfach und logisch gestaltet war und über den Verlauf immer besser wurde, sodass ein effizientes Arbeiten problemlos möglich war. Mit Blick auf die vorangehend erwähnten Geräteprobleme und fehlerhaften Messungen lässt sich festhalten, dass bei den Ärzt*innen kaum Probleme auftraten.

**Ein neutraler Kommentar:** *„Das war jetzt aber ein relativ kleiner Anteil von den Probanden oder von den Daten. Über 90 % der Daten waren sehr zuverlässig und auch [...] sehr hilfreich [...]."*

## 11.2.4 Organisatorisches Management

Aufseiten der Ärzt*innen, Pfleger*innen und Patient*innen konnten *organisatorische Faktoren* identifiziert werden, die eine wichtige Rolle spielen, um das Monitoring beziehungsweise dessen Nutzung sicherzustellen. So wurde der Umgang mit den erhobenen Vitaldaten durch die Hausärzt*innen vollständig selbst erledigt und nicht an das Praxispersonal delegiert. Dennoch konnten die Ärzt*innen sich vorstellen, die regelmäßige Überprüfung der Werte an andere Personen zu übertragen. Eine Überprüfung der Werte durch die Ärzt*innen selbst solle dann nur erfolgen, wenn auffällige Werte identifiziert wurden, da hierbei tieferes medizinisches Knowhow sowie rechtliche Fragen eine Rolle spielen. Im Kontext der routinemäßigen Überprüfungen hielten die Ärzt*innen eine Fortbildung für das Praxispersonal nicht für notwendig. Wichtig sei hierbei vor allem die Nutzerfreundlichkeit der Lösung, um den Umgang zu ermöglichen.

Im Pflegealltag ist die Integration der neuen Aufgabe in die bestehenden Routinen ein wichtiger Faktor. So empfanden die Pflegekräfte die regelmäßigen Messungen als zusätzlichen Aufwand, der erst in den Arbeitsalltag integriert werden müsse.

**Ein neutraler Kommentar:** *„Ja, es war ja am Anfang schon mehr Arbeit. Bis wir da so rein-kamen und so, bis zum Schluss eigentlich immer mal wieder, dass man dann sagen muss: Hier das darf man nicht vergessen oder so, das wollten wir ja auch durchziehen und gucken."*

**Ein neutraler Kommentar:** *„Die meisten Leute wollten das gerne halt gemacht haben, also die wollten natürlich ihre Vitalwerte gemessen haben und konnten das aber selber nicht durchführen, also war eine zusätzliche Aufgabe da, die gemacht werden musste."*

Ebenso diskutierten die Pflegenden bezüglich des Aufwands, dass für eine langfristige Unterstützung von Patient*innen, die sich nicht selbst vermessen können, die Messhäufigkeit als präventive Maßnahme auf ein ärztlich verordnetes Minimum angepasst werden sollte.

**Ein neutraler Kommentar:** *„Aber einmal im Monat und so hat man ja jetzt bei diesen Leuten halt mehrfach am Tag, das war natürlich schon zusätzliche Arbeit [...]. Die nicht selber messen können, wenn sonst einmal im Monat okay ist für den Hausarzt im Normal-fall [...]. Dann schicken die einmal im Monat die Daten raus. Wir haben ja jetzt nur so häu-fig gemessen, dass man da halt in die Sache reinkommt, in das Thema."*

Dies wurde seitens der beteiligten Hausärzt*innen ebenfalls einmal angeregt. Auch von den Patient*innen aus dem häuslichen Umfeld wurde die Messhäufigkeit diskutiert. Teilweise wurden die Messzeitpunkte und -frequenzen als störend wahr-genommen und es wurde angeregt, in Zukunft seltener zu messen, etwa nur bei aku-tem Bedarf. Konkret schlugen mehrere Personen vor, nur einmal am Tag zu messen. Einige Personen fanden auch zwei bis drei Messungen pro Woche ausreichend. Andererseits empfanden andere Personen die Messzeitpunkte und -frequenzen als passend. Teilweise hatten diese Personen auch vor Beginn des Projekts bereits selbstständig die eigenen Daten vermessen.

Weiterhin liegen beim Pflegepersonal deutliche Unterschiede hinsichtlich des Beschäftigungsumfangs vor, wodurch eine hohe Fluktuation in der Einsatzplanung der Schichten herrscht. Diese unterschiedliche Besetzung führte ebenso zu Proble-men in der Nutzung, da Personal mit geringerem Beschäftigungsumfang oft nicht in die Technologie und die Organisation eingewiesen war.

**Ein neutraler Kommentar:** *„Wenn manche nur drei, vier Mal im Monat da sind, davon hat man mehrere [...]. Bis das dann mal jeder mitgekriegt hat und jeder weiß – und der muss dann ja einen fragen, der es auch nur so halb weiß, und der hat es dann auch nur von jemandem gehört, der ganz selten da ist. Das ist hier so ein bisschen die Problematik, aber das ist bei allem, was hier eingeführt wird, so."*

Mit der Zeit konnte dies jedoch durch eigenorganisatorische Einweisungen innerhalb der Schichtteams verbessert werden. Nichtsdestotrotz verwiesen die Pfle-ger*innen vor diesem Hintergrund auf eine Zuweisung von klaren Verantwortlich-keiten innerhalb der Schichtteams sowie eine entsprechende Kommunikation des Managements, um die Organisation des Vitaldatenmonitorings optimal zu gestalten. Weiterhin wurden auch Maßnahmen zur besseren Dissemination des Vitaldaten-monitorings angeregt, darunter eine Integration in bereits bestehende Digitalisierungsprojekte wie dem digitalen Dienstplan.

## 11.2.5 Auswirkungen des Telemonitorings

Eine weitere Kategorie, die von den Patient*innen, Pfleger*innen und Ärzt*innen diskutiert wurde, bezieht sich auf die *Auswirkungen des Telemonitorings*. Hierbei wurden von den Anwender*innen Auswirkungen in fünf Domänen benannt, welche potenziell die Nutzung beeinflussen: Therapieanpassungen, Änderungen im Gesundheitsverhalten, Gesundheitsbewusstsein und Technologieverständnis, Arzt-Patienten-Verhältnis.

In der Pflege konnte durch das Monitoring die Medikation von fünf Patient*innen angepasst werden. Acht Personen aus dem häuslichen Umfeld berichteten ebenfalls davon, dass die Einstellung ihrer Medikation aufgrund des Vitaldatenmonitorings durch die Hausärzt*innen verändert wurde. Aus hausärztlicher Perspektive wurde positiv auf den starken Nutzen darin verwiesen, die Werte über einen Verlauf zu sehen, um solche therapeutischen Maßnahmen wie die Anpassung und Erweiterung der Medikation zu ergreifen. Gründe für die Anpassung waren etwa unerwünschte Nebenwirkungen oder eine mangelnde Effektivität der Medikation. Die beteiligte Hausärztin, Frau Fudu Yu, nahm keine Therapiemodifikationen aufgrund des Vitaldatenmonitorings vor. Die Betrachtung der Werte war ihrer Meinung nach vor allem zur Überprüfung des Gesundheitszustandes ihrer Patient*innen nützlich.

Neben den genannten Therapiemodifikationen konnten die Ärzt*innen insbesondere auch in der Pflege datengestützte Entscheidungen darüber treffen, inwieweit aus therapeutischer Sicht eine stationäre Behandlung notwendig ist.

**Ein neutraler Kommentar:** *„Also generell, aber das war definitiv im Pflegeheim, weil da sind die Patienten, die wirklich multimorbide und sehr krank sind. Also da waren tatsächlich Fälle, wo man sagen musste, hier müssen wir stationär einweisen oder wir versuchen, das abzuwenden."*

Änderungen im Gesundheitsverhalten konnten bei den Pflegeheimpatient*innen nicht festgestellt werden, da diese ihren Zustand in großen Teilen als unveränderlich betrachteten oder sich bereits proaktiv verhalten hatten. Im häuslichen Umfeld zeigte sich eine Veränderung im Gesundheitsverhalten tendenziell bei Personen, die auf eine Gewichtsabnahme abzielten. Diese Personen gaben an, nun vermehrt auf die eigene Ernährung und mehr Bewegung im Alltag zu achten oder planten, dies zu tun.

Bezüglich des Gesundheitsbewusstseins nahm ein Großteil das Vitaldatenmonitoring als eine Bereicherung wahr und hatte durch das Monitoring ein besseres Gesundheitsbewusstsein. Dies hing damit zusammen, dass die Anwender*innen neben dem subjektiven körperlichen Empfinden auch Zugriff auf eine objektive Kontrolle ihres Gesundheitszustandes hatten, die ihnen eine zusätzliche Sicherheit gab.

**Ein neutraler Kommentar:** *„Ich bin natürlich sehr alt, ich bin 89 Jahre und ja, also gerade was den Blutdruck angeht, ist man natürlich besorgt, also ich würde sagen, man weiß, das Leben geht um diese Zeit zu Ende und da stelle ich mich drauf ein, aber ich, soweit ich das beeinflussen kann, dass ich keinen Schlaganfall bekomme, ist das schon würde ich sagen gut, wenn es diese Möglichkeit gibt."*

Auch der Hausarzt Dr. med. Jozsef Marton konnte dies bestätigen und berichtete, dass insbesondere Patient*innen, die von Therapieanpassungen betroffen waren, ihre Gesundheit bewusster wahrnehmen und ein höheres Vertrauen und Sicherheit gewinnen konnten. Darüber hinaus berichteten Patient*innen aus dem häuslichen Umfeld, dass das Sicherheitsgefühl nicht nur auf der eigenen verbesserten Wahrnehmung des Körpers beruhe, sondern auch der zusätzlichen Überwachung durch die Ärzt*innen zu verdanken sei.

**Ein neutraler Kommentar:** *„[…] Es ist schon irgendwo ein gutes Gefühl, zu wissen: Da liegen immer aktuelle Zahlen beim Arzt und wenn man weiß, dass die eingesehen werden, gibt das einem schon eine gewisse Sicherheit zu wissen, halt, da war jetzt irgendwie der Puls ständig unter 50, da wird wenigstens nachgeguckt."*

Von einigen wenigen Patient*innen (insbesondere in der Pflege) wurde das Vitaldatenmonitoring hingegen als verunsichernd oder neutral betrachtet, da ihnen das medizinische Wissen fehlte, um die Werte zu deuten, oder weil ihnen ihre Krankheit beziehungsweise die Vitaldaten bereits gut bekannt waren. In diesem Kontext hoben die unsicheren Patient*innen die Wichtigkeit eines Ärzt*innengesprächs über die Vitalwerte hervor. So ließen sich die Werte auch durch Patient*innen mit geringem medizinischen Wissen beurteilen und es entstünde ein Bewusstsein darüber, ob es Handlungsbedarf gibt. Patient*innen, denen es nicht an medizinischem Wissen fehlt, berichteten hingegen auch von einem Gefühl der Überwachung, welches sie unter Druck setzt und verunsichert.

# Wissenschaftliche Publikationen

**12**

Olaf Gaus, Kai Hahn, Nick Brombach, Rainer Brück,
Nabeel Farhan, Alexander Keil und Stella Rosinski

Bisher gibt es fünf wissenschaftliche Publikationen, die unmittelbar aus der Forschungs- und Entwicklungsarbeit im Projekt „DataHealth" entstanden sind. Weitere Veröffentlichungen sind in Planung.

- **Acquisition and Processing of Biomedical Data for Outpatient Care in Rural Areas.**
  Keil, A., Hahn, K., Brombach, N., Brück, R., Farhan, N. and Gaus, O. (2022). In: Current Directions in Biomedical Engineering, vol. 8, no. 2, 2022, pp. 81–84. https://doi.org/10.1515/cdbme-2022-1022
- **Cloud-Based System for Vital Data Recording at Patients' Home.**
  Keil, A., Hahn, K., Brück, R., Brombach, N., Farhan, N., Gaus, O. (2022). In: Pietka, E., Badura, P., Kawa, J., Wieclawek, W. (eds) Information Technology in Biomedicine. ITIB 2022. Advances in Intelligent Systems and Computing, vol 1429. Springer, Cham. https://doi.org/10.1007/978-3-031-09135-3_2

O. Gaus (✉) · K. Hahn · N. Brombach · R. Brück · A. Keil
Siegen, Deutschland

N. Farhan
Freiburg, Deutschland

S. Rosinski
Berlin, Deutschland

- **Self-Measurement of Vital Signs to Prevent and Treat Common Disease Patterns.**

  Keil, A., Hahn, K., Farhan, N., Hillerkuss, D., Brück, R., Gaus, O. (2022). In: 2022 E-Health and Bioengineering Conference (EHB). https://doi.org/10.1109/EHB55594.2022.9991709

- **Concept of a new Medical Data-Driven Health Care Model based on Remote Patient Monitoring.**

  Keil, A., Gaus, O., Brück, R., Hahn, K. (2023). In: 45th Annual International Conference of the IEEE Engineering in Medicine and Biology Society (embc). https://doi.org/10.1109/EMBC40787.2023.10340292

- **Opportunities of Data Medicine: Telemonitoring of Multimodal Medical Data in Outpatient Care.**

  Keil, A., Brombach, N., Gaus, O., Brück, R., Hahn, K. (2023). In: The Latest Developments and Challenges in Biomedical Engineering. Proceedings of the 23rd Polish Conference on Biocybernetics and Biomedical Engineering. https://doi.org/10.1007/978-3-031-38430-1_29

Weitere geplante Veröffentlichungen, die sich in Vorbereitung befinden, jedoch noch nicht eingereicht sind:

- **Telemonitoring zur Verbesserung der hausärztlichen Versorgung im Pflegeheim.**

  Farhan, N., Rosinski, S., Keil, A., Hahn, K., Gaus, O. (vrsl. 2024). Journal: Gesundheitsökonomie und Qualitätsmanagement.

Eine stetig aktualisierte Publikationsliste zum Projekt ist abrufbar unter: dmgd.de/publikationen

# Öffentlichkeitsarbeit und Veranstaltungen

**13**

Olaf Gaus, Kai Hahn, Nick Brombach, Rainer Brück, Nabeel Farhan, Alexander Keil und Stella Rosinski

## 13.1 Veranstaltungen und Ausstellungen

### 13.1.1 Kickoff

Am 22. September 2021 fand der Kickoff zum Projekt in der Alten Schule im Burbacher Ortsteil Holzhausen statt (siehe Abb. 13.1). Anwesend waren das „DataHealth"-Projektteam und weitere Vertreter*innen der „Digitalen Modellregion Gesundheit Dreiländereck" (DMGD) der Universität Siegen: Dr. Olaf Gaus (Geschäftsführender Leiter der DMGD), Vanessa Simon (Assistentin der Geschäftsführung), Prof. Dr. med. Nabeel Farhan (Studienarzt), Dr.-Ing. Kai Hahn (wiss. Mitarbeiter an der Lebenswissenschaftlichen Fakultät), die wissenschaftlichen Projektmitarbeiter Alexander Keil und Sebastian Weber sowie die wissenschaftlichen Hilfskräfte Nick Brombach und Stella Rosinski. Zudem waren Fudu Yu als teilnehmende Hausärztin sowie Jochen Loos und Daniela Dörr von der Pflegeeinrichtung in Lützeln vor Ort.

Gemeinsam wurden erste technische Prototypen diskutiert sowie die Planung der weiteren Projektabschnitte konkretisiert.

O. Gaus (✉) · K. Hahn · N. Brombach · R. Brück · A. Keil
Siegen, Deutschland

N. Farhan
Freiburg, Deutschland

S. Rosinski
Berlin, Deutschland

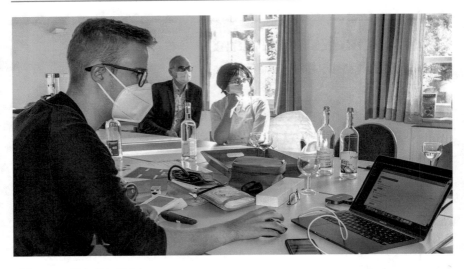

**Abb. 13.1** Kickoff in Holzhausen

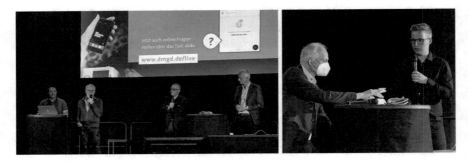

**Abb. 13.2** Holzhäuser Ärzt*innengespräch

## 13.1.2 Holzhäuser Ärzt*innengespräch

Die „Holzhäuser Ärzt*innengespräche" werden regelmäßig vom Förderkreis „Alte Schule" des Heimatvereins Holzhausen in Kooperation mit regionalen Ärztinnen und Ärzten organisiert. Im Rahmen der Veranstaltungsreihe diskutieren Expert*innen und interessierte Bürger*innen über aktuelle Entwicklungen und Herausforderungen im Gesundheitsbereich. Beim 6. Holzhäuser Ärzt*innengespräch am 16. März 2022 zum Thema „Die Bedeutung von Vitaldatenmonitoring: Datenmedizin als digitale Unterstützung im Gesundheitswesen" wurde das Forschungsprojekt „DataHealth" vom Projektteam und weiteren Vertreter*innen der DMGD der Lebenswissenschaftlichen Fakultät der Universität Siegen vorgestellt (siehe Abb. 13.2).

Im Mittelpunkt stand eine Live-Demonstration des entwickelten Vitaldatenaufnahmeverfahrens mit automatisierter Übertragung der Daten, die dann über eine Web-Oberfläche in der hausärztlichen Praxis eingesehen werden können. Burbachs Bürgermeister Christoph Ewers stellte sich dazu als Proband zur Verfügung. Gerahmt wurde der Praxistest von Kurzvorträgen aus medizinisch-versorgerischer sowie technischer Perspektive – u. a. von Studienarzt Prof. Dr. med. Nabeel Farhan und Prof. Dr. Rainer Brück, Inhaber der Professur für Medizinische Informatik und Mikrosystementwurf – sowie einer anschließenden Diskussion mit Fragen aus dem Publikum.

Die Veranstaltung wurde zusätzlich live gestreamt. Der vollständige Bericht mit Video-Aufzeichnung ist hier verfügbar: https://dmgd.de/2022/03/23/datahealth-burbach-anwendung-datenmedizin/

### 13.1.3 Die Zukunft der Digitalen Medizin und Gesundheitsversorgung

Im Rahmen der Festwoche anlässlich des 50-jährigen Bestehens der Universität Siegen fand am 6. Mai 2022 im Foyer des neuen Hörsaalgebäudes am Unteren Schloss eine interaktive Ausstellung zum Thema „Zukunft der Digitalen Medizin und Gesundheitsversorgung" statt (siehe Abb. 13.3). Dort stellten Wissenschaftler*innen der Lebenswissenschaftlichen Fakultät aktuelle Projekte aus Lehre und Forschung vor, die innovative Ansätze zur Verbesserung der gesundheitlichen Versorgung bieten. Präsentiert wurden unter anderem digitale Technologien wie VR und AR, aber auch neuartige, digital unterstützte Versorgungsmodelle, wie sie im DMGD-Projekt „DataHealth" erprobt wurden. Am interaktiv gestalteten Stand demonstrierten die Projektmitarbeiter Alexander Keil und Nick Brombach den Besucher*innen, wie der Vitaldatenmonitoring-Prozess im Projekt funktioniert. Hierzu konnten die Tester*innen eigene Vitaldaten messen und den Weg der Daten über die App bis hin zum Web-Interface in Echtzeit mitverfolgen.

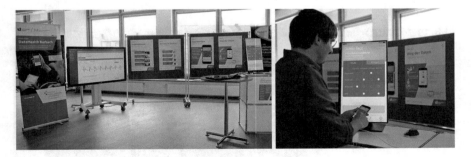

**Abb. 13.3** Ausstellung im Rahmen der Festwoche anlässlich des 50-jährigen Bestehens der Universität Siegen

### 13.1.4 Offene Uni

Auch an der „Offenen Uni" am 14. Mai 2022 (siehe Abb. 13.4) war die DMGD mit einem Stand am Siegener Schlossplatz vertreten, um über Möglichkeiten zur digital unterstützten Patient*innenversorgung zu informieren. „DataHealth"-Projektmitarbeiter Alexander Keil sowie Dr. Olaf Gaus, Leiter der DMGD, tauschten sich vor Ort mit interessierten Besucher*innen aus und boten eine Live-Demonstration zum Verfahren der digitalen Vitaldatenaufnahme aus dem Projekt „DataHealth" an.

### 13.1.5 MEDICA-Messe

Die Universität Siegen war in diesem Jahr auf der MEDICA 2022 als Mitaussteller am Gemeinschaftsstand des Landes NRW „Gesundheit#Digital" vertreten. Zum Thema „Digital unterstützte Gesundheitsversorgung" wurde am Stand der Universität Siegen stellvertretend das DMGD-Projekt „DataHealth" mit dem eigens dafür konzipierten Verfahren zur Vitaldatenaufnahme mit anschließender Auswertung seitens der Ärzt*innen vorgestellt (siehe Abb. 13.5).

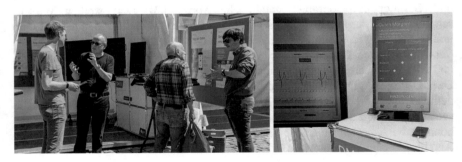

**Abb. 13.4** DMGD-Stand mit „DataHealth"-Ausstellung an der „Offenen Uni"

**Abb. 13.5** DMGD-Stand
auf der MEDICA-Messe

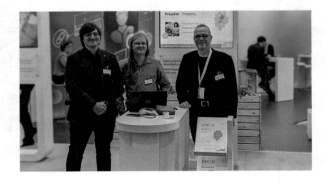

Die MEDICA 2022 fand vom 14.–17. November in Düsseldorf statt und stand unter dem Motto „Where healthcare is going". Sie ist die weltweit größte Fachmesse im Bereich Medizintechnik mit mehr als 5000 Ausstellern. Die Messe bot somit die Gelegenheit, den Monitoring-Prozess aus dem „DataHealth"-Projekt praxisnah vorzustellen und mit Fachpublikum zu diskutieren. Zudem hielt Dr. Olaf Gaus, Leiter der DMGD, einen Vortrag auf der Bühne des NRW-Landesgemeinschaftsstandes zum Thema „Regionale und intersektorale Gesundheitsversorgung mit digitaler Unterstützung", bei dem insbesondere die konkrete Anwendung des Vitaldatenmonitorings im Projekt „DataHealth" erläutert und weitere digitale Lösungsansätze für die Zukunft aufgezeigt wurden.

### 13.1.6  „DataHealth"-Abschlussveranstaltung

Am 8. Februar 2023 fand die Abschlussveranstaltung zum Projekt „DataHealth" in der Festhalle in Wilnsdorf statt (siehe Abb. 13.6). Schirmherrinnen der Veranstaltung waren die drei Gemeinden Burbach, Neunkirchen und Wilnsdorf, welche die LEADER-Region 3-Länder-Eck umfassen. Nach der Vorstellung der Studienergebnisse und einer Live-Demonstration der im Projekt entwickelten mobilen Anwendung wurde mit dem anwesenden Fachpublikum und regionalen Akteur*innen aus Politik und Wirtschaft über eine mögliche Fortführung von „DataHealth" diskutiert. Im Rahmen eines Folgeprojekts könnten die aufgezeichneten Vitaldaten mit Hilfe von

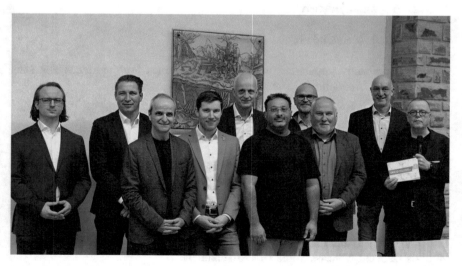

**Abb. 13.6**  „DataHealth"-Abschlusspräsentation in Wilnsdorf (v.l.n.r.): Dr. Christian Weber (Uni Siegen), Bürgermeister Dr. Bernhard Baumann (Neunkirchen), Prof. Dr. med. Veit Braun (Uni Siegen), Bürgermeister Hannes Gieseler (Wilnsdorf), Bürgermeister Christoph Ewers (Burbach), Prof. Dr. med. Nabeel Farhan (Uni Siegen), Jochen Loos (Geschäftsführer Christliche Seniorenhäuser Lützeln), Dr.-Ing. Kai Hahn (Uni Siegen), Stefan Hundt (Uni Siegen), Dr. Olaf Gaus (Uni Siegen)

automatisierten Verfahren vorausgewertet und den Hausärzt*innen aufbereitet zur Verfügung gestellt werden. Außerdem ist denkbar, das datenmedizinische Versorgungsmodell um konsiliare Strukturen zu erweitern und dafür mit weiteren Partner*innen zu kooperieren.

## 13.2 Weitere Veröffentlichungen und Arbeiten

### 13.2.1 Abschlussarbeiten

Im Projektkontext wurden mehrere Abschlussarbeiten erstellt:

- Mubbaris Nadeem, Masterarbeit: Vitaldatenselbstvermessung durch Patienten – Entwurf und Implementierung eines cloudbasierten, niederschwelligen und transparenten Gesamtsystems
- Niklas Hölzer, Masterarbeit: Entwicklung und Implementierung einer mobilen cloudbasierten Anwendung für spektroskopisch erfasste Vitalparameter
- Nick Brombach, Masterarbeit: Participatory design mobiler Gesundheitsinformationssysteme am Beispiel des Projektes DataHealth Burbach
- Michelle Menzler, Bachelorarbeit: Anwendungsfehler bei Vitaldatenmessungen und deren Auswirkungen

### 13.2.2 Projektarbeiten

Im Projektkontext erstelle Projektarbeiten:

- Nick Brombach: Anpassung und Evaluierung eines Webinterfaces zur Darstellung von Vitaldaten für Hausärzte

### 13.2.3 Projektgruppen

Im Projektkontext haben sich zwei studentische Projektgruppen gebildet. Eine Gruppe entstand vor Beginn des Projekts und eine weitere Gruppe startete während des Projekts.

**Digitale Praxis**
Teilnehmer*innen: Max Knapp, Alexander Feldmann, Laura Müller, Niklas Hölzer, Mubaris Nadeem, Vanessa Sonia Dijeya Tchamen

Inhalt:

Die generelle Aufgabe besteht darin, ein System zu entwickeln, welches dem jeweiligen Arzt oder der Ärztin das Patient*innenmonitoring aus der Ferne ermöglicht, um vor allem chronisch erkrankte, ältere Menschen oder Patient*innen aus ländlichen Gebieten bei ihren Krankheitsverläufen zu unterstützen. Um dies zu erreichen, sollen die Patient*innen in einem Patient*innenportal via App in der Lage sein, ihre Vitaldaten entweder durch manuelle Eingabe oder mithilfe eines medizinischen Messgerätes hochzuladen und so dem behandelnden Arzt oder der behandelnden Ärztin zur Verfügung zu stellen. Durch diese Vorgehensweise soll eine erhebliche Reduzierung der Behandlungs- und Sprechstundenzeiten der Ärzt*innen und eine bessere individuelle Patient*innenversorgung erreicht werden.

Die jeweiligen Ärzt*innen können die hochgeladenen Daten in einem Ärzt*innenportal, welches jederzeit an jedem Rechner der Praxis geöffnet werden kann, einsehen. Außerdem besteht die Möglichkeit, eine von einer Künstlichen Intelligenz angewandte Vorfilterung der Daten anzufordern, welche dabei helfen soll, Messfehler oder besonders kritische Krankheitsverläufe zu erkennen und besser einschätzen zu können. Sollte eine krankhafte Veränderung der Werte festgestellt werden oder eine zusätzliche Diagnose vor Ort nötig sein, soll der Arzt oder die Ärztin jederzeit die Möglichkeit haben, eine Nachricht über das Ärzt*innenportal an den Patienten oder die Patientin zu verfassen, welche diese*r in seiner*ihrer App abrufen kann.

**Vitaldatencloud**
Teilnehmer: Bente Michaelsen, Daniel Claus, Bill Agai Christophe Ngongang Wandji, Kevin Trieu

Inhalt:

Das Ziel der Projektgruppe ist es, ein System zu entwickeln, welches mithilfe der von Isansys bereitgestellten Geräte eine langfristige Patient*innenüberwachung ermöglicht und die Vitalwerte automatisiert mittels KI-Algorithmen auf Anomalien überprüft. Dazu sollen die Vitalwerte, die von den Geräten erfasst wurden, automatisch auf einem Server gespeichert und überwacht werden. Wenn während der Überwachung Auffälligkeiten auftreten, sollen die Ärzt*innen in einem Webinterface über die Anomalien informiert werden. Während der Überwachung der Vitalparameter auf dem Server werden diese von KI-Algorithmen unterstützt. Zur weiteren Übertragung soll das System an ein gesichertes Cloudsystem angeschlossen werden (Gaia-X) und es soll eine Kommunikation zu einer cloudbasierten Serveranwendung aufgebaut werden.

In einem Webinterface soll der Arzt oder die Ärztin anschließend automatisch über mögliche Anomalien informiert werden, ohne dass diese*r den*die jeweilige Patient*in selbst kontinuierlich überwachen muss. Hierzu haben die Ärzt*innen die Möglichkeit, die ihnen zugeordneten Patient*innen, deren Vitalwerte und mögliche Anomalien anzusehen. Der entscheidende Vorteil ist hierbei die automatische Benachrichtigung über Anomalien und die Möglichkeit, sich über eine Distanz die Historie der Vitalwerte anschauen zu können.

### 13.2.4 Dissertationen

Im Kontext des Projekts lief eine Dissertation.

Titel: „Konzeptionierung einer neuen digital gestützten Versorgungsform auf Basis von Remote Patient Monitoring unter Einbeziehung innovativer Messverfahren"

Autor: Alexander Keil

Inhalt: Im Zuge dieser Dissertation wurde der Weg der Daten gekoppelt mit einem Entwurf zur technischen Infrastruktur von dem Patienten oder der Patientin bis zum Arzt bzw. zur Ärztin und darüber hinaus konzeptioniert. Hierbei galt es, geeignete Vitalparameter zu identifizieren, die Usability für Patient*innen und Ärzt*innen sicherzustellen und die Cloud zu beschreiben. Dies alles musste unter Gesichtspunkten von Datenschutz und Datensicherheit sowie etablierten Datenstandards wie HL7/FHIR und Cloudarchitekturen wie GAIA-X und International Data Spaces bzw. Medical Data Spaces sichergestellt werden. Weiterhin galt es, die Daten in vorhandene Strukturen wie die Telematikinfrastruktur, die elektronische Patient*innenakte und die Praxisverwaltungssysteme der Ärztinnen und Ärzte zu integrieren.

## 13.3    Presseberichte

In Anknüpfung an die projektseitige Berichterstattung auf der DMGD-Website (www.dmgd.de) wurde das Projektvorhaben mehrfach in der regionalen und überregionalen Presse aufgegriffen. Die folgende Liste zeigt eine Auswahl an Artikeln externer Medien, die während der Projektlaufzeit veröffentlicht wurden. Viele Berichte sind insbesondere zum Holzhäuser Ärzt*innengespräch (siehe Abschnitt 13.1.2) erschienen, bei dem der Prozess der Vitaldatenaufnahme und Datenübertragung erstmals öffentlich demonstriert sowie erstes Feedback aus der Praxisphase im Pflegeheim präsentiert wurde.

- Radio Siegen – Projekt „DataHealth" (13.05.2019)
- Neue Rhein/Ruhr Zeitung (NRZ) – Projekt der Uni Siegen: Blutwerte per App in die Arztpraxis (17.05.2019)
- Heimatspiegel von Holzhausen – Hickengrund mit Leuchtturm-Projekt zur digitalen gesundheitlichen Versorgung (PDF Seite 11; Nr. 217, 06.2019)
- Siegener Zeitung – Hausärzte sollen entlastet werden (nicht mehr online verfügbar) (25.09.2019)
- Siegener Zeitung – Pionierprojekt in Burbach: Mit Datenmedizin gegen den Ärztemangel (17.03.2022)
- Heimatspiegel Holzhausen – Patientinnen und Patienten aus dem Hickengrund erproben digital-unterstützte gesundheitliche Versorgungsform (PDF Seite 13; Nr. 228, 03.2022)
- Burbach-Siegerland.de – Medizinisches Novum wird im Hickengrund erprobt (22.03.2022)

- Westfalenpost – DataHealth: Per Patienten-App gegen Ärztemangel auf dem Land (23.03.2022)
- Mittelhessen.de – Hausarzt hat von überall Zugang zu allen Gesundheitsdaten (29.03.2022)
- Siegener Zeitung – Patient schickt Werte digital in die Praxis (06.08.2022)
- Verbandszeitschrift Heimat Westfalen – Autonome Vitaldaten-Erfassung unterstützt die gesundheitliche Versorgung im Burbacher Hickengrund (PDF Seite 23; Ausgabe 4/2022, 08.2022)
- Radio Siegen – „DataHealth" kam im südlichen Siegerland gut an (09.02.2023)
- Siegener Zeitung – Datenmedizin-Studie in Burbach erregt überregionales Interesse (10.02.2023)
- Westfalenpost – Auch mit 87: Blutdruck messen und per App zum Arzt schicken (17.02.2023)

## 13.4 TV-Beitrag in der WDR Lokalzeit Südwestfalen

Im Juli fanden Dreharbeiten des WDR Siegen in Holzhausen statt (siehe Abb. 13.7). Im Interview berichteten der teilnehmende Hausarzt Dr. med. Jozsef Marton und der studentische Mitarbeiter Nick Brombach von der technischen Umsetzung des Projekts. Gedreht wurde ebenfalls bei einem Studienteilnehmer zuhause, der von seinen Erfahrungen mit den Vitaldatengeräten im Test berichtete. Der Beitrag wurde am Dienstag, den 26. Juli 2022, in der WDR Lokalzeit Südwestfalen ausgestrahlt.

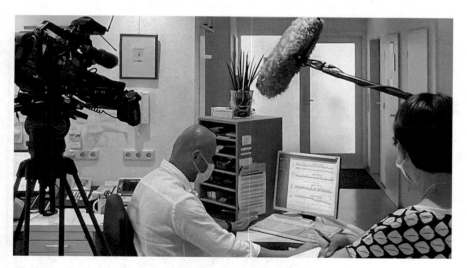

**Abb. 13.7** Dreharbeiten des WDR in der Arztpraxis von Dr. med. Jozsef Marton

## 13.5   Social Media

Zu allen wichtigen Meilensteinen des Projekts „DataHealth" sind zusätzlich zu den Berichten auf der DMGD-Website (www.dmgd.de) Kurzmeldungen über die Social-Media-Kanäle der DMGD erschienen. Ziel war es, die Öffentlichkeit – insbesondere interessierte Bürger*innen sowie (lokal-)politische Akteur*innen – über die aktuellen Schritte informiert zu halten.

Im Folgenden sind einige der Social-Media-Inhalte (Instagram) exemplarisch dokumentiert:

**Interview mit Jochen Loos:**
*Zum Start des LEADER-Projekts „DataHealth Burbach" haben wir Jochen Loos, den Geschäftsführer der Lebensgemeinschaft Christlicher Senioren gGmbH, um eine Einschätzung zur Bedeutung digitaler Technologien für die gesundheitliche Versorgung – insbesondere für die Pflege – gebeten (siehe Abb. 13.8). Die DMGD konnte die Pflegeeinrichtung in Lützeln als Projektpartner gewinnen. Schon bald wird dort eine erste Testphase zum Vitaldatenmonitoring anlaufen. Bereits im August haben wir mit Burbachs Bürgermeister Christoph Ewers über das „DataHealth"-Projekt gesprochen. Das Video zu beiden Interviews erscheint in den nächsten Wochen. Weitere Informationen zum Projekt „DataHealth Burbach" finden Sie schon jetzt auf dmgd.de*

**Medienteam im Pflegeheim:**
*Vitaldatenaufnahme hautnah: In der vergangenen Woche war unser Medienteam zusammen mit Studienarzt Prof. Dr. Nabeel Farhan zu Besuch im Pflegeheim Lüt-*

**Abb. 13.8** Instagram-Beitrag 1 – Interview mit Jochen Loos

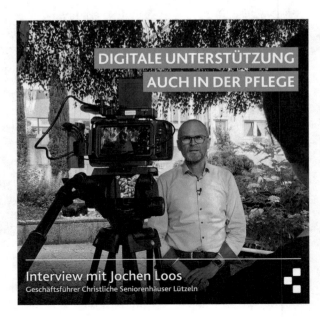

**Abb. 13.9** Instagram-Beitrag 3 – Medienteam im Pflegeheim

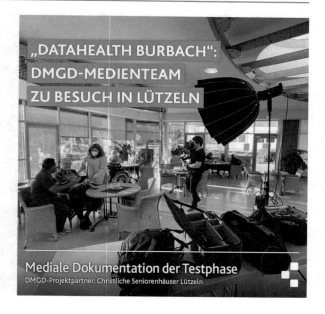

zeln, um einige Bewohner*innen mit der Kamera zu begleiten (siehe Abb. 13.9). Im Rahmen des aktuellen Projekts „DataHealth Burbach" testen die Senior*innen selbst oder mit Unterstützung des Pflegepersonals die regelmäßige Erfassung und digitale Übermittlung ihrer Vitaldaten an die jeweilige Hausarztpraxis. Im nächsten Schritt werden auch Patient*innen zuhause mit mobilen Endgeräten ausgestattet und in die Erprobung eingebunden. Einen ausführlichen Bericht und weitere Informationen zum Projekt finden Sie unter dmgd.de.

### Holzhäuser Ärzte*innengespräch:

„Die Bedeutung von Vitaldatenmonitoring: Datenmedizin als digitale Unterstützung im Gesundheitswesen" – so lautete das Thema des 6. Holzhäuser Ärztegesprächs, zu dem die Digitale Modellregion Gesundheit Dreiländereck eingeladen war. Vorgestellt wurde das laufende DMGD-Projekt „DataHealth" Burbach, in dem das Vitaldatenmonitoring in einer Studie zur Anwendung kommt (siehe Abb. 13.10). In Zusammenarbeit mit den Burbacher Hausärzt*innen Fudu Yu und Dr. med. Jozsef Marton sowie den Christlichen Seniorenhäusern Lützeln werden Vitaldaten (Blutdruck, Sauerstoffsättigung, Gewicht und EKG) entsprechend ärztlicher Verordnung von beteiligten Patient*innen aus dem Hickengrund selbstständig oder mit Hilfe von Pflegepersonal erhoben. In einer Live-Demonstration veranschaulichte das Projektteam, wie die Messung der Vitaldaten funktioniert und wie die Daten übertragen werden. Studienarzt Prof. Dr. med. Nabeel Farhan erläuterte dabei die Vorteile des Vitaldatenmonitorings aus Perspektive der Patienten- und Ärzteschaft: „Der tatsächliche Arztbesuch ist zielführender, weil schon Daten zugrunde liegen und der Arzt mit einem starken, datenbasierten Vorwissen in das Gespräch und die Diagnostik startet". Prof. Dr. Rainer Brück, Wissenschaftlicher

**Abb. 13.10** Instagram-
Beitrag 4 – Holzhäuser
Ärzt*innengespräch

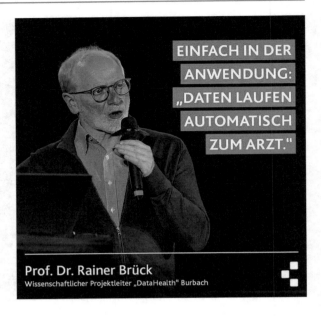

*Projektleiter, thematisierte im Hinblick auf die technische Umsetzung insbesondere
die Einfachheit des Datenaufnahme- und Übertragungsprozesses: „Die Daten lau-
fen dann vollständig automatisch zum Arzt." Den vollständigen Bericht und eine
Bildergalerie finden Sie unter dmgd.de. Die Aufzeichnung der Veranstaltung steht
auf YouTube zur Verfügung.*

### Praxisphase im häuslichen Umfeld:
*Im DMGD-Projekt „DataHealth" in Burbach ist der zweite Teil der Praxisphase
angelaufen (siehe Abb. 13.11). Seit Mitte April messen die teilnehmenden Patient*innen Gesundheitsdaten wie Blutdruck, Sauerstoffsättigung oder Puls einfach
von zuhause, die dann automatisch an ihre*n Hausarzt/-ärztin übermittelt werden.
Die ersten Wochen verliefen bereits vielversprechend: „Die Teilnehmer*innen
scheinen gut mit der Technik zurecht zu kommen. Kleinere Probleme zu Beginn
konnten wir über unseren Telefonsupport lösen. Die Datenaufnahme durch die Patient*innen läuft bisher sehr zuverlässig und regelmäßig", berichtet Alexander Keil,
wissenschaftlicher Mitarbeiter im Projekt „DataHealth". Im ersten Teil der Praxisphase waren Patient*innen aus dem Seniorenheim in Lützeln mit Messgeräten und
Smartphones ausgestattet und – unterstützt vom Pflegepersonal – dazu angeleitet
worden, eigene Vitaldaten zu erheben und an die teilnehmenden Hausärzt*innen zu
übertragen. Das Projekt endet im Juli 2022. Die Ergebnisse werden im Anschluss
publiziert. Alle weiteren Infos unter: dmgd.de*

### Ende der zweiten Praxisphase:
*Die Praxisphase im Projekt „DataHealth" in Burbach ist abgeschlossen (siehe
Abb. 13.12). Im Dezember 2021 waren zunächst Proband*innen im Seniorenheim in
Lützeln mit den digitalen Messgeräten und Smartphones ausgestattet worden. Ab*

**Abb. 13.11** Instagram-Beitrag 5 – Praxisphase im häuslichen Umfeld

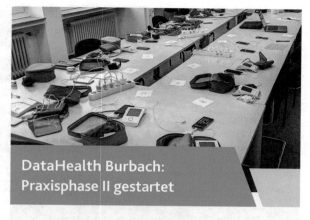

**Abb. 13.12** Instagram-Beitrag 6 – Ende der zweiten Praxisphase

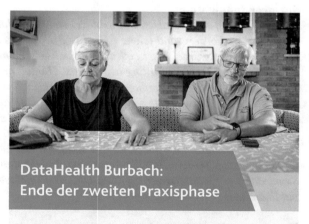

*April konnte dann eine weitere Gruppe an Studienteilnehmer\*innen die Anwendung zur Vitaldatenaufnahme im eigenen Zuhause testen. Begleitet wurden beide Praxisphasen von qualitativen Interviews mit den teilnehmenden Patient\*innen, dem unterstützenden Pflegepersonal sowie den Hausärzt\*innen. Diese werden aktuell vom Projektteam ausgewertet. Nach Ende der Projektlaufzeit in wenigen Wochen werden die Ergebnisse der Studie publiziert. Alle weiteren Infos unter: dmgd.de*

**Abb. 13.13** Instagram-
Beitrag 7 – Springer-
Publikation

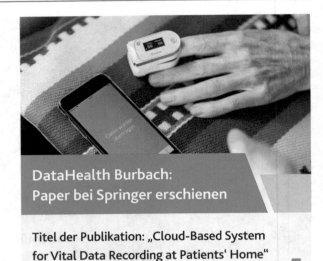

DataHealth Burbach:
Paper bei Springer erschienen

Titel der Publikation: „Cloud-Based System
for Vital Data Recording at Patients' Home"

**Springer-Publikation:**

*Im DMGD-Projekt „DataHealth Burbach" steht das cloudbasierte Monitoring von Vitaldaten im Vordergrund (siehe Abb. 13.13). Wie das innovative Verfahren technisch umgesetzt wurde, lässt sich im kürzlich erschienenen Paper „Cloud-Based System for Vital Data Recording at Patients' Home" nachlesen. Darin werden der Prozess der Vitaldatenaufnahme, -übertragung und visuellen Datenaufbereitung sowie die dafür verwendete technische Infrastruktur ausführlich beschrieben. Im Juni wurden im Rahmen der „International Conference Information Technologies in Biomedicine" (ITIB) in Polen erste Ergebnisse zum Projekt „DataHealth" in Burbach vorgestellt. Der gleichnamige Tagungsband ist kürzlich bei Springer Nature erschienen. Weitere Publikationen zum Projekt sind eingereicht. Den neuesten Stand der Veröffentlichungen zu allen DMGD-Projekten finden Sie hier: dmgd.de/ publikationen*

**Vortrag auf der BMT:**

*Im DMGD-Projekt „DataHealth Burbach" wurde das cloudbasierte Monitoring von Vitaldaten erforscht und in die Anwendung gebracht. Am 28.09. wurden die Forschungsergebnisse auf der BMT2022, der Joint Annual Conference of the Austrian, German and Swiss Societies for Biomedical Engineering in Innsbruck, von Alexander Keil vorgestellt (siehe Abb. 13.14). Anlässlich der Konferenz ist auch ein Paper in der Zeitschrift „Current Directions in Biomedical Engineering" (De Gruyter) veröffentlicht worden, an dem Alexander Keil, Dr.-Ing. Kai Hahn, Nick Brombach, Prof. Dr. rer. nat. Rainer Brück, Prof. Dr. med. Nabeel Farhan und Dr. Olaf Gaus mitgewirkt haben. Der wissenschaftliche Artikel „Acquisition and Processing of Biomedical Data for Outpatient Care in Rural Areas" beschreibt im Detail den Prozess der Vitaldatenaufnahme und -übertragung sowie die dafür verwendete*

**Abb. 13.14** Instagram-
Beitrag 8: Vortrag
auf der BMT

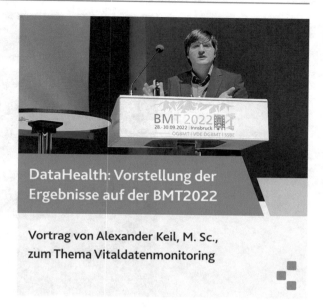

technische Infrastruktur. Diese und weitere Publikationen, die im Rahmen von DMGD-Projekten entstanden sind, finden Sie hier: dmgd.de/publikationen

## MEDICA-Messe:

Vom 14. bis zum 17.11.2022 fand in Düsseldorf die international führende Medizinmesse MEDICA statt. Auch die Universität Siegen war vertreten: Am Gemeinschaftsstand des Landes NRW wurde das Projekt „DataHealth" der Digitalen Modellregion Gesundheit Dreiländereck (DMGD) präsentiert, in dem ein Verfahren zur patientenseitigen Vitaldatenaufnahme mit anschließender arztseitiger Auswertung konzipiert und getestet wurde (siehe Abb. 13.15). Dr. Olaf Gaus, Leiter der DMGD, hielt zudem den Vortrag „Regionale und intersektorale Gesundheitsversorgung mit digitaler Unterstützung" auf der NRW-Bühne. „Auch beim Einsatz digitaler Lösungen soll die Kommunikation von Mensch zu Mensch aufrechterhalten werden. Es geht in erster Linie darum, den Gesundheitssektor im Zuge einer Datenmedizin zu entlasten.", so Dr. Olaf Gaus. […] Mehr Informationen finden Sie unter dmgd.de

## Abschlusspräsentation in Wilnsdorf:

Das von der DMGD durchgeführte Projekt „DataHealth" liefert neue Erkenntnisse für die gesundheitliche Versorgung. Vitaldatenwerte, die durch Selbstmonitoring erhoben und automatisiert an Arztpraxen übermittelt wurden, können demnach in ihrer Vielzahl die Prävention und Diagnostik unterstützen. Die Anwendung ist technisch in telemedizinische Strukturen integrierbar. Die Studienergebnisse wurden kürzlich im Detail in der Wilnsdorfer Festhalle präsentiert (siehe Abb. 13.16). Das anwesende Fachpublikum aus dem südlichen Siegerland diskutierte anschließend mit den Wissenschaftlern über die Verwertbarkeit in der Region und signalisierte damit Interesse an einem Folgeprojekt. Weitere Informationen finden Sie unter dmgd.de

**Abb. 13.15** Instagram-Beitrag 9 – MEDICA-Messe

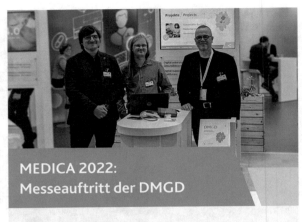

**Abb. 13.16** Instagram-Beitrag 10: Abschlusspräsentation in Wilnsdorf

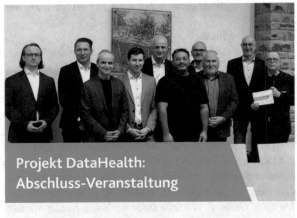

# Projektergebnisse

14

Olaf Gaus, Kai Hahn, Nick Brombach, Rainer Brück, Nabeel Farhan, Alexander Keil und Stella Rosinski

## 14.1 Diskussion der technischen Ergebnisse

Im Projekt „DataHealth Burbach" wurde innerhalb kürzester Zeit eine gut funktionierende technische Infrastruktur aufgebaut, die kontinuierlich erweitert und verbessert wurde. Diese Infrastruktur teilt sich in die vier Bereiche Vitaldatenmessgeräte, Smartphone-App, Cloud-Umgebung und Web-Frontend.

Es wurden Vitaldatenmessgeräte ausgesucht und erprobt, um die im Projekt geforderten Ziele zu erfüllen. Die Bluetooth-Anbindung der Messgeräte war mit einigen Herausforderungen verbunden, insbesondere die Anbindung der Waage. Deshalb wurde sich letztendlich dazu entschieden, die Waage nicht per Bluetooth einzubinden, sondern die Werte stattdessen manuell einzugeben. Eine weitere Herausforderung war die Einbindung von EKG-Daten, da die ursprünglich geplanten Geräte trotz vorhergehender Prüfung nicht die für das Projekt gesetzten Anforderungen erfüllten. Daher wurden statt der geplanten Geräte der Firma Beurer Apple Watches für EKG-Daten verwendet, welche von vornherein ebenfalls im Projekt vorgesehen waren.

Für die Smartphones wurde innerhalb kürzester Zeit ein App-Demonstrator entwickelt, der eine Übertragung der Vitalwerte in die Cloud ermöglichte. Dieser wurde anschließend zu einer deutlich umfangreicheren App weiterentwickelt, mit der in die erste Interventionsphase gestartet werden konnte. Das Feedback der Studienteilnehmer*innen ist kontinuierlich in den laufenden Prozess der Weiterentwicklung der App eingeflossen, wodurch insbesondere die Rückmeldung an die

O. Gaus (✉) · K. Hahn · N. Brombach · R. Brück · A. Keil
Siegen, Deutschland

N. Farhan
Freiburg, Deutschland

S. Rosinski
Berlin, Deutschland

Nutzer*innen zu einer erfolgreichen Datenübermittlung und zu Fehlern deutlich verbessert werden konnte. Außerdem wurde beim Übergang von der ersten Interventionsphase im Pflegeheim zur zweiten Interventionsphase im häuslichen Umfeld das Design der App nochmals grundlegend überarbeitet. Das neue Design war wesentlich übersichtlicher gestaltet, insbesondere die Darstellung der Vitaldatenverordnungen wurde stark angepasst.

Die Cloud-Dienste von Amazon Web Services (AWS) haben sich im Projektkontext als sehr gut geeignet herausgestellt. Insbesondere die Nutzung der DynamoDB als Datenbank erwies sich als sehr geeignet. Da Kosten nur nach Zugriff und nicht nach Laufzeit entstanden sind, sind die Kosten für die Cloud-Nutzung deutlich geringer ausgefallen als erwartet. Weiterhin hat es sich als großer Vorteil herausgestellt, dass es sich hierbei um eine NoSQL-Datenbank handelt, da diese dynamisch während der Projektlaufzeit erweitert werden konnte, um neu aufgekommene Anforderungen zu erfüllen.

Das Web-Frontend, das von den beiden am Projekt beteiligen Hausärzt*innen, dem Pflegeheim und der Technik-Unit genutzt wurde, hat sich ebenfalls massiv weiterentwickelt. Die erste Version stammte von einer studentischen Projektgruppe. Diese stellte eine gute Basis dar, musste jedoch für den Kontext dieses Projekts stark angepasst werden, was viel Zeit in Anspruch genommen hat. Viele im Projekt geforderte Funktionen wie die Verschreibung von Vitaldatenmessungen, EKGs oder Rollen für die Pflege waren in dieser ersten Version nicht vorhanden. Es wurden im weiteren Projektverlauf zahlreiche administrative Funktionen hinzugefügt. Die Rückmeldung der Hausärzt*innen war bei der Weiterentwicklung besonders wertvoll. So wurden auf deren Wunsch hin etwa neue Übersichtsseiten hinzugefügt, die einen schnellen Überblick über neue Vitaldaten ermöglichen.

Auch der Ausbau der Unterstützungs- und Kontaktmöglichkeiten für Studienteilnehmer*innen hat sich wesentlich weiterentwickelt. Während die Probandinnen und Probanden zu Beginn bei Problemen auf sich allein gestellt waren bzw. den nächsten Besuch vom Projektpersonal abwarten mussten, hat insbesondere die Anbindung einer Support-Telefonnummer auf den Geräten einen wertvollen Beitrag geleistet. So war es den Studienteilnehmer*innen möglich, bei Problemen proaktiv Kontakt zum Projektpersonal aufzunehmen, das in den meisten Fällen sofort weiterhelfen konnte. Insbesondere in der zweiten Interventionsphase im häuslichen Umfeld wurde hiervon reger Gebrauch gemacht.

## 14.2   Diskussion der Ergebnisse aus den Interviews

Die Ergebnisse haben gezeigt, dass Telemonitoring zu Hause und in der Pflege aus Perspektive der Patient*innen sowie der Ärzt*innen großes Potenzial zur Verbesserung und Entlastung der Versorgungslage besitzt. Analog zu McCloin et al.[1] konnte das Monitoring aufseiten der Patient*innen überwiegend dazu beitragen, dass das Gesundheitsbewusstsein gestärkt wird (d. h. es wurde ein Gefühl der

---

[1] McGloin, H. et al. (2020).

Sicherheit vermittelt) und dass die Patient*innen medikamentös besser eingestellt werden. Im Pflegeheim konnten darüber hinaus akute Entscheidungen über eine stationäre oder weiterhin ambulante Behandlung getroffen werden. Es zeigte sich jedoch auch, dass ein solches Empowerment der Patient*innen nicht allgemeingültig ist. Insbesondere im Pflegeheim wurde deutlich, dass das Vitaldatenmonitoring bei Patient*innen auch mit einem Gefühl der Unsicherheit verbunden sein kann, wenn die Patient*innen aufgrund von geringem medizinischen Know-how die Werte schlecht deuten können. Damit verbunden ist eine Unsicherheit darüber, ob Handlungsbedarf besteht oder nicht. Vor diesem Hintergrund scheint es wichtig, dass unabhängig davon, ob die Patient*innen ihre Werte selbst aufnehmen oder nicht, ein entsprechendes Feedback gegeben wird, um dieses Gefühl der Unsicherheit zu vermeiden und die langfristige Nutzungsintention zu optimieren. Das Feedback sollte dabei je nach Ausmaß technologisch übermittelt werden. Die Ergebnisse zeigen, dass Patient*innen überwiegend die Begegnung von Angesicht zu Angesicht bevorzugen.

Im Rahmen der Projektstudie „DataHealth Burbach" wurden die beiden Settings, Pflegeheim und zu Hause, hinsichtlich der Nutzung des Vitaldatenmonitorings miteinander verglichen. Dabei konnten diverse Unterschiede identifiziert werden. Es zeigte sich, dass neben den Prädiktoren wie der Usability und der Nützlichkeit[2,3] auch insbesondere die grundsätzlichen Einstellungen und Erfahrungen mit Technologie, die technologische Selbstwirksamkeit sowie die Zufriedenheit mit der aktuellen Primärversorgung einen wichtigen Einfluss haben und Nutzungsunterschiede erklären können. Erstere Faktoren sind in einer Linie mit der Literatur, die beispielsweise schon gezeigt hat, dass höhere Komorbidität,[4] Angst im Umgang mit technischen Geräten,[5] geringere technologische Fähigkeiten sowie das Alter[6] die Nutzung des Vitaldatenmonitorings negativ beeinflussen. Interessant ist jedoch das mediierende Vertrauensverhältnis zwischen Patient*in und Mediziner*in, welches sich auf die Technologie überträgt. Vor diesem Hintergrund ist es insbesondere in Pflegeheimen wichtig, die Zufriedenheit mit der Primärversorgung beziehungsweise das Verhältnis zwischen Ärzt*innen und Patient*innen zu optimieren, indem im Vorfeld eines Vitaldatenmonitorings z. B. Vor-Ort-Gespräche geführt werden, die auf die Bedürfnisse der Patient*innen eingehen. Dies wird jedoch nicht bei allen Patient*innen im Pflegeheim umsetzbar sein bzw. den erhofften Effekt haben. Daher benötigt es eine durchdachte Integration der Telemonitoring-Lösung. Die Ergebnisse zeigen diesbezüglich auf, dass die Unterstützung der Pflege unabkömmlich ist. Obwohl die Pflege Entlastung durch selbstmessende Patient*innen erfährt, überwiegt der zusätzliche Aufwand bei den Patient*innen, die sich nicht selbst vermessen. Um diesen Aufwand akzeptabel zu gestalten, benötigt es eine auf das Pflegeheim abgestimmte Strategie, welche die organisatorischen Gegebenheiten berücksichtigt.

---

[2] Davis, F. D. (1989).

[3] Cimperman, M. et al. (2016).

[4] Brohman, K. et al. (2020).

[5] Cimperman, M. et al. (2016).

[6] Van Doorn-van Atten, M. N. et al. (2018).

Im konkreten Fall besitzt die Organisation beispielsweise viel Personal mit geringem Beschäftigungsumfang, weshalb eine hohe Diversität mit nicht optimalem Informationsaustausch in den Schichtteams herrscht. Dies führte dazu, dass das Projekt beziehungsweise die Telemonitoring-Lösung nicht allen Pflegenden bekannt war und die Messung durch das Pflegepersonal initial nicht immer verschreibungsgetreu durchgeführt wurde. Die Literatur zeigt in diesem Zusammenhang auf, dass es wichtig ist, die bisherige Arbeitslast, den *Fit* in den bestehenden Arbeitsalltag sowie den kollegialen Support zu berücksichtigen.[7] Im Projekt „DataHealth Burbach" wurde vor diesem Hintergrund die Lösung diskutiert, das Vitaldatenmonitoring zur besseren Integration bspw. über alle Kanäle (z. B. Apps oder TVs mit Schichtplänen) zu verbreiten und durch das Top-Management aktiv zu unterstützen und zu kommunizieren. Weiterhin sollten – je nach Organisation der Pflege – entsprechende Verantwortlichkeiten (z. B. auf Schichtebene) verteilt werden, um aktive Ansprechpartner*innen zu haben, die bei Fragen unterstützen und sich um die Geräteverwaltung kümmern. Darüber hinaus wären zukünftig auch *Gamification*-Ansätze[8] eine interessante Forschungsperspektive, um eine höhere Motivation zu schaffen.

Unabhängig vom Setting konnte ein tieferer Einblick auf Barrieren bezüglich des Telemonitorings (Liang et al. 2021) geliefert werden. Neben den unterschiedlichen Einstellungen und Wahrnehmungen gab es auch objektive Faktoren, die generell als Barriere gesehen werden können. So wurde übergreifend über Gerätefehler sowie die Laufzeit der technischen Geräte geklagt, welche die Usability beeinträchtigen. Vor diesem Hintergrund ist es wichtig, eine sorgfältige Auswahl der technischen Geräte vorzunehmen, welche interoperabel, fehlerfrei und möglichst wartungsarm sein sollten. Weiterhin hat sich entsprechend der Literatur[9] gezeigt, dass ein technischer Support eine tragende Rolle spielt, um die Barrieren zu überwinden und die Nutzung positiv zu beeinflussen. Während in der Literatur ein telefonischer Support bisher als ausreichend betrachtet wurde, zeigen die Ergebnisse der vorliegenden Studie auf, dass es initial wichtig ist, sämtliche Nutzer*innen intensiv zu schulen und bei Bedarf auch über telefonischen Support hinaus einen Vor-Ort-Support anzubieten. Es hat sich im Projekt „DataHealth Burbach" außerdem gezeigt, dass die Menge an Daten, welche die Ärzt*innen bewältigen müssen, keine Barriere für das Vitaldatenmonitoring darzustellen scheint, solange eine übersichtliche Gestaltung gewährleistet ist. Dies könnte jedoch auch an der relativ kleinen Stichprobe liegen. Insgesamt haben die Ärzt*innen das Vitaldatenmonitoring aber optimistisch beurteilt, da Gestaltungsmaßnahmen wie eine Auslagerung von Analysetätigkeiten auf die Arzthelfer*innen und/oder künstliche Intelligenz entsprechendes Skalierungspotenzial für einen flächendeckenderen Einsatz ermöglichen.

---

[7] Van Doorn-van Atten, M. N. et al. (2018).

[8] Hamari, J. et al. (2014).

[9] McGloin, H. et al. (2020).

## 14.3   Fazit

Das Projekt „DataHealth Burbach" hat den Nachweis erbracht, dass ein Vitaldaten-monitoring bei den Patient*innen und von den Patient*innen durchgeführt werden kann und dass sich die komplette Verarbeitungskette der medizinischen Daten – von der Aufnahme über die App-basierte Weiterleitung in eine Cloud-Umgebung bis zum Frontend des ärztlichen Fachpersonals zur Beurteilung – sicher und funktions-fähig abbilden lässt (siehe Abb. 14.1).

Von der grundsätzlichen Durchführbarkeit bis hin zu einem sinnvollen Einsatz in der Versorgung im Gesundheitssystem der gesetzlichen Krankenkassen nach SGB V sind aber noch weitere Hürden zu nehmen, die sowohl technischer als auch ver-sorgungsbezogener Natur sind.

Im technischen Bereich sind bisher eine Weiterleitung der Messdaten in die Cloudumgebung und ihre grafische Aufbereitung realisiert worden. Für die Be-fundung und Diagnose durch den jeweiligen Arzt oder die Ärztin könnte aber eine intelligente Datenverarbeitung, bei der verschiedene Vitaldaten miteinander, mit historischen Daten anderer Individuen oder mit den individuellen Gesundheitsdaten der jeweiligen Patient*innen in Bezug gesetzt werden, sehr hilfreich sein. Dies würde dem ärztlichen Fachpersonal wichtige zusätzliche Informationen zugänglich machen und den Weg zu einer personalisierten Gesundheitsdatenanalyse ebnen. Dabei können Methoden der Künstlichen Intelligenz zum Einsatz kommen: Zur Mustererkennung innerhalb der Daten böten sich Methoden des maschinellen Ler-nens über künstliche neuronale Netze (KNN) an. Aber auch Klassifikationen (Sup-port Vector Machines, SVM) oder wissensbasiertes (leitfadengerechtes) Schließen (Knowledge based-Reasoning) könnten realisiert werden. Da die Daten bereits in der Cloudumgebung vorliegen, können KI-Verfahren dort ausgeführt und die Er-gebnisse den jeweiligen Ärzt*innen transparent bereitgestellt werden. Viele Cloud-anbieter (wie auch das im Projekt genutzte AWS) unterstützen KI-Programmierung bereits durch entsprechende Microservices.

Weitere technische Verbesserungen betreffen die Einhaltung von Standards in der Cloudverarbeitung und der Telematik-Infrastruktur: Ein Trend hin zu föderierten

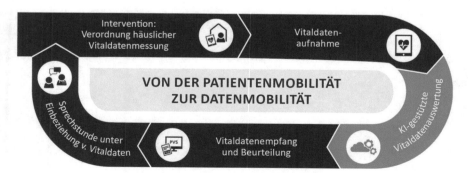

**Abb. 14.1** Digital unterstützter Versorgungsprozess, der zukünftig um eine KI-gestützte Vital-datenauswertung ergänzt werden könnte

Datensystemen, in denen die (Patient*innen-)Daten möglichst nicht zwischen Cloudanbietern kopiert werden müssen (Prinzip der Datensparsamkeit und -vermeidung), zeichnet sich insbesondere im Gesundheitswesen aus. Die europäische Initiative GAIA-X trägt dem Rechnung, indem die Schnittstellen zwischen Cloudanbietern und ein durchdachtes Rechtesystem standardisiert werden. Obwohl noch nicht vollständig definiert, wird die Verwendung solcher Systeme in Zukunft wichtig werden. Auch die Standardisierung der Daten selbst durch z. B. den FHIR-Standard von HL7 ist in diesem Zusammenhang ein wichtiger Baustein.

Die Authentifizierung der handelnden Personen (Arzt bzw. Ärztin, Patient*in) für den Datenzugriff ist in diesem Projekt kein zentrales Thema gewesen, wäre aber für einen tatsächlichen Einsatz im Gesundheitswesen zwingend erforderlich. Dazu wird in Deutschland seit einigen Jahren die Telematikinfrastruktur (TI) aufgebaut, bei der der Datenaustausch zwischen Ärzt*innen, Patient*innen und Krankenkassen bzw. Kassenärztlichen Vereinigungen durch Virtuelle Private Netze (VPN) und Elektronische Signaturen über Chipkarten sowohl authentifiziert als auch kryptografisch gesichert wird. Ein Anschluss der im Projekt erarbeiteten Dateninfrastruktur an die TI der Gematik GmbH wäre daher wünschenswert, wenn auch für eine Hochschule relativ aufwändig.

Mit dem Fokus auf die Versorgungsprozesse bestätigte diese Studie, dass im Rahmen des Vitaldatenmonitorings ein ärztliches Feedback an den*die betroffene*n Patient*in ein essenzieller Motivationsfaktor ist. Zudem sind die damit verbundenen Aufgaben zum größten Teil an nicht ärztliches Praxispersonal delegierbar. Die Gestaltung des Vitaldatenfeedbacks sowie die Entwicklung telemedizinischer Konzepte können in weiteren Projekten erprobt werden.

# Anhang

## Anhang 1

*Semi-strukturierter Interviewleitfaden zur Prä-Befragung der Bewohner\*innen im Senior\*innenhaus*

### 1. Demografische Daten und persönliche Fragen

- Alter
- Geschlecht
- Familienstatus
- Hauptsächliche berufliche Tätigkeit
- Erhobene Vitaldaten aktuell

### 2. Prozesse der Vitaldatenerhebung aktuell und künftig
#### 2.1 Aktuell

- Vermessen Sie derzeit selbst Ihren Blutdruck/Blutzucker/Ihr Gewicht etc.?
- Wenn ja, wie gehen Sie dabei vor?
- Wenn nicht, würden Sie es gern eigenständig messen?
- Benötigen Sie dabei Hilfestellungen?
- Bespricht Ihr Arzt/Ihre Ärztin Ihre Werte mit Ihnen?
- Möchten Sie Ihre gemessenen Daten auch über den Zeitverlauf anschauen können?

#### 2.2 Künftig

- Wie sollte das Vitaldatenmonitoring in Zukunft ablaufen? (Art der Messung, Umgang mit den erhobenen Werten, Einbindung der Werte in das Gespräch zwischen ärztlichem Fachpersonal und-Bewohner\*innen)

### 3. Einfluss von Technologie auf Ärzt*innen-Bewohner*innen-Beziehung

- Wie wichtig ist Ihnen die persönliche Begegnung mit Ihrem Arzt/Ihrer Ärztin?
- Wie zufrieden sind Sie derzeit mit Ihrer ärztlichen Versorgung? (Besuchszyklus, Besuchsdauer, Wartezeit)
- Könnten Sie sich vorstellen, dass Technologie Ihre Zufriedenheit mit der ärztlichen Versorgung verbessern könnte?
- Wenn ja, wie?
- Zur Erklärung: Wissen Sie, was eine Videosprechstunde ist? (Falls nicht, angemessen erklären!)
- Haben Sie schon mal eine Videosprechstunde wahrgenommen?
- Wenn nein: Können Sie sich vorstellen, eine Videosprechstunde zu nutzen?
- Zu welchen Anlässen könnten Sie sich vorstellen, dass eine Videosprechstunde eine Präsenzbegegnung ersetzt?
- Welche Rolle kann Ihrer Meinung nach die Videosprechstunde in Ihrer Beziehung zu Ihrem Arzt/Ihrer Ärztin spielen?

### 4. Erfahrungen und allgemeine Haltung zu Technologie

- Inwieweit interessieren Sie sich für die neuesten technologischen Entwicklungen?
- Nutzen Sie ein Smartphone/ein Tablet/eine Smart Watch?
- Wie bewerten Sie Ihre Fähigkeiten im Umgang mit diesen Geräten?
- Welche Erfahrungen haben Sie im Laufe Ihres Lebens mit dem Einsatz von neuen Technologien gemacht? (Computer, Mobiltelefon)
- Was denken Ihre Freund*innen und Familienmitglieder über neue Technologien?
- Bekommen Sie Unterstützung bei der Verwendung Ihres Smartphones/Ihres Tablets/Ihrer Smart Watch?
- Welchen Einfluss haben die Ansichten Ihrer Freund*innen und Familienmitglieder auf Ihren Umgang mit Technologie?

## Anhang 2

*Semi-strukturierter Interviewleitfaden zur Prä-Befragung der Pfleger*innen im Senior*innenhaus*

### 1. Demografische Daten und persönliche Fragen

- Alter
- Geschlecht
- Berufserfahrung in der aktuellen Position (in Jahren)
- Gesamtes Arbeitspensum (in Wochenstunden)

- Arbeitsumfang der Tätigkeiten mit Bewohner*innenkontakt (in Wochenstunden)
- Anzahl Bewohner*innen im Heim (ggf. Anzahl der gepflegten Personen)
- Welche Tätigkeiten in Ihrem Beruf sind für Sie besonders wichtig/welche halten Sie für unverzichtbar?

## 2. Auswahl von Bewohner*innen

- Was wäre bei der Auswahl von Bewohner*innen für das Vitaldatenmonitoring zu berücksichtigen?
- Welches sind aus Ihrer Sicht Krankheitsbilder, die sich für das Vitaldatenmonitoring eignen?
- Wie schätzen Sie die Haltung Ihrer Bewohner*innen gegenüber einem Vitaldatenmonitoring ein?
- Welche Rolle spielt die Selbstwirksamkeit der Bewohner*innen? (subjektive Kompetenzerwartung an sich selbst, neue oder schwierige Anforderungssituationen bewältigen zu können)
- Welche Rolle spielt die technologische Affinität der Bewohner*innen?
- Welche Rolle spielen soziale Faktoren der Bewohner*innen? (Unterstützung im sozialen Umfeld/Motivation hinter einem persönlichen Gespräch mit ärztlichem Fachpersonal als sozialer Kontakt?)
- Welche dieser Auswahlkriterien sind für Sie am wichtigsten?

## 3. Prozesse der Vitaldatenerhebung aktuell und künftig
### 3.1 Aktuell

- Was ist Ihre Meinung zu einem verschriebenen Vitaldatenmonitoring für Ihre Bewohner*innen?
- Empfehlen Sie Ihren Bewohner*innen, krankheitsrelevante Vitaldaten eigenständig (digital) zu erheben?
- Holen Sie ein Feedback über die erhobenen Vitaldaten ein?
- Wenn ja, wie?
- Wenn nicht, warum?
- Welche Bedeutung hat das Vitaldatenmonitoring für die Diagnostik und Behandlung Ihrer Bewohner*innen?
- Was sind die Vorteile/Potenziale bzw. Nachteile/Risiken des Vitaldatenmonitorings?

### 3.2 Künftig

- Wie sollte das Vitaldatenmonitoring in Zukunft ablaufen? (verschriebene Messzeitpunkte, Umgang mit den erhobenen Werten)
- Welche organisatorische Veränderungen erwarten Sie beim Einsatz des Vitaldatenmonitorings?

- Hat diese technologische Intervention Konsequenzen hinsichtlich ihrer Arbeit?
- - z. B. Gefühl der Sicherheit oder Gefühl der Kontrolle?

## 4. Einfluss von Technologie auf die Beziehung der bewohner*innenzentrierten Versorgung

- Ist die Videosprechstunde unter Einbeziehung der Vitaldaten in Ihren Augen eine geeignete Form der Rückmeldung an die Bewohner*innen?
- Sehen Sie qualitative Unterschiede in der digitalen Begegnung und Präsenzbegegnung in Bezug auf die Ärzt*innen-Bewohner*innen-Beziehung?
- Welche Rolle kann Ihrer Meinung nach die Technologie in Ihrer Beziehung zu den Bewohner*innen spielen? (aus Ihrer Sicht und der Sicht der Bewohner*innen)
- Wie nehmen Sie als Pfleger*innen die Einstellungen von Bewohner*nnen zur zunehmenden Digitalisierung im Gesundheitswesen wahr?
- Welche Möglichkeiten und Grenzen sehen Sie für die Vitaldatenerhebung hinsichtlich der patient*innenzentrierten Versorgung?

## 5. Erfahrungen und allgemeine Haltung zu Technologie

- Inwieweit interessieren Sie sich für die neuesten technologischen Entwicklungen im Berufsalltag und persönlich?
- Welche Erfahrungen haben Sie mit dem Einsatz von neuen Technologien im Arbeitsalltag gemacht? (z. B. digitaler Medikationsplan, digitale Patient*innenakte)
- Wenn Sie Ihre Zeit im Heim kurz Revue passieren lassen, wie haben Technologien generell Ihren Arbeitsalltag verändert?
- Wie beurteilen Sie den Nutzen digitaler Technologien im Gesundheitswesen?
- allgemein
- persönlich
- Welche Vor- und Nachteile sehen Sie in der Anwendung von Technologien?

## 6. Berufsbild Pflegepersonal

- Inwieweit glauben Sie, dass digitale Technologien das Berufsbild der Pflegenden verändern werden?
- Vitaldatenmonitoring führt ja potenziell zur Auslagerung von Verantwortung/Aufgaben. Wie gehen Sie damit um?
- Was wünschen Sie sich für die Digitalisierung des Gesundheitswesens im Allgemeinen?
- Wie stellen Sie sich die zukünftige Primärversorgung vor?
- Wie stellen Sie sich Ihren eigenen Arbeitsalltag in der Zukunft vor?

# Anhang 3

*Semi-strukturierter Interviewleitfaden zur Prä-Befragung der Ärzt\*innen in Phase 1*

## 1. Demografische Daten und persönliche Fragen

- Alter
- Geschlecht
- Berufserfahrung in der aktuellen Position (in Jahren)
- Gesamtes Arbeitspensum (in Wochenstunden)
- Arbeitsumfang der Tätigkeiten mit Patient\*innenkontakt (in Wochenstunden)
- Anzahl Patient\*innen in der Praxis (pro Quartal)
- Welche Tätigkeiten in Ihrem Beruf sind für Sie besonders wichtig und welche halten Sie für unverzichtbar?

## 2. Auswahl von Patient\*innen

- Was wäre bei der Auswahl von Patient\*innen für das Vitaldatenmonitoring zu berücksichtigen?
- Welches sind aus Ihrer Sicht Krankheitsbilder, die sich für das Vitaldatenmonitoring eignen?
- Wie schätzen Sie die Haltung Ihrer Patient\*innen gegenüber einem Vitaldatenmonitoring ein?
- Welche Rolle spielt die Selbstwirksamkeit der Patient\*innen? (subjektive Kompetenzerwartung an sich selbst, neue oder schwierige Anforderungssituationen bewältigen zu können)
- Welche Rolle spielt die technologische Affinität der Patient\*innen?
- Welche Rolle spielen soziale Faktoren der Patient\*innen? (Unterstützung im sozialen Umfeld/Motivation hinter einem persönlichen Gespräch mit ärztlichem Fachpersonal als sozialer Kontakt?)
- Welche dieser Auswahlkriterien sind für Sie am wichtigsten?

## 3. Prozesse der Vitaldatenerhebung aktuell und künftig
### 3.1 Aktuell

- Was ist Ihre Meinung zu einem verschriebenen Vitaldatenmonitoring für Ihre Patient\*innen?
- Empfehlen Sie Ihren PatientInnen, krankheitsrelevante Vitaldaten eigenständig (digital) zu erheben?
- Holen Sie ein Feedback über die erhobenen Vitaldaten ein?
- Wenn ja, wie?
- Wenn nicht, warum?
- Welche Bedeutung hat das Vitaldatenmonitoring für die Diagnostik und Behandlung Ihrer Patient\*innen?

- Was sind die Vorteile/Potenziale bzw. Nachteile/Risiken des Vitaldaten-monitorings?

### 3.2 Künftig

- Wie sollte das Vitaldatenmonitoring in Zukunft ablaufen? (verschriebene Messzeitpunkte, Umgang mit den erhobenen Werten, Einbindung der Werte in das Ärzt*innen-Patient*innen-Gespräch)

## 4. Vitaldatengestützte, patient*innenzentrierte Videosprechstunde

- Werden aktuell in Ihrer Praxis Videosprechstunden angeboten?
- Wenn ja: Welche Erfahrungen haben Sie mit Videosprechstunden gemacht?
- Wenn nein: Können Sie sich vorstellen, Videosprechstunden anzubieten?
- Ist die Videosprechstunde unter Einbeziehung der Vitaldaten für Sie eine geeignete Form der Rückmeldung an die Patient*innen?
- Sehen Sie qualitative Unterschiede in der digitalen Begegnung mit Patient*innen vs. einer Präsenzbegegnung?
- Welche Rolle kann Ihrer Meinung nach die Technologie in Ihrer Beziehung zu den Patient*innen spielen? (aus Ihrer Sicht und der Sicht der Patient*innen)
- Erwarten Sie bei einer digitalen Unterstützung des Ärzt*innen-Patient*innen-Gesprächs (Videosprechstunde) auch eine Verbesserung der organisatorischen Abläufe (Einsparung von Wegen auf der Ärzt*innen- und Patient*innenseite, sofortige und nachhaltige Dokumentation, unmittelbare Terminvergabe und Medikation, verbesserte Delegationsmöglichkeit)?
- Wie nehmen Sie als Ärzt*innen die Einstellungen von Patient*innen zur zunehmenden Digitalisierung im Gesundheitswesen wahr?
- Welche Möglichkeiten und Grenzen sehen Sie für die Vitaldatenerhebung hinsichtlich der patient*innenzentrierten Versorgung?

## 5. Formen der Delegation für nicht-ärztliches Praxispersonal

- Können aus Ihrer Sicht im Rahmen der Videosprechstunde Aufgaben an MFA/Nichtärztliche Praxisassistent*innen (NäPa) delegiert werden?
- Welche Delegationsaufgaben kämen dafür infrage?
- Sind aus Ihrer Sicht dafür vorbereitende Maßnahmen (Schulungen/Weiterbildungen) erforderlich?
- Sehen Sie die Delegation generell als eine Möglichkeit ärztlicher Entlastung im digitalen Kontext?

## 6. Berufsbild Hausärztin/Hausarzt

- Inwieweit glauben Sie, dass digitale Technologien das Berufsbild der Ärztin/ des Arztes verändern werden?

- Was wünschen Sie sich für die Digitalisierung des Gesundheitswesens im Allgemeinen?
- Wie stellen Sie sich die zukünftige Primärversorgung vor?
- Wie stellen Sie sich Ihren eigenen Arbeitsalltag in der Zukunft vor?

## Anhang 4

*Semi-strukturierter Interviewleitfaden zur Post-Befragung der Patient\*innen im Senior\*innenhaus*

### 1. Prozesse der Vitaldatenerhebung

- Vermessen Sie derzeit selbst Ihren Blutdruck/Ihre Sauerstoffsättigung/Ihren Blutzucker/Ihr Gewicht etc.?
- Wenn ja, wie gehen Sie dabei vor? (bitte beschreiben)
- Benötigen Sie dabei Hilfestellungen?
- Wenn nicht, warum? (wenn nicht ersichtlich)
- Haben Sie die ärztliche Verschreibung befolgt?
- Wenn nicht, warum?
- Fiel es ihnen schwer oder leicht, diese zu befolgen?
- Bespricht Ihr Arzt/Ihre Ärztin Ihre Werte mit Ihnen?
- Sind Sie mit dem aktuellen Ablauf zufrieden? (Parameter, Zyklen)
- Fiel es Ihnen schwer oder leicht, das iPhone und die App zu bedienen?
- Was würden Sie verändern?
- Sind während der Messung Probleme aufgetreten bzw. bestehen welche?
- Welche Probleme gab es (Technik oder andere)?
- Wie sind Sie damit umgegangen?

### 2. Auswirkung auf gesundheitliches Bewusstsein

- Haben Sie durch das Vitaldatenmonitoring ein besseres Bewusstsein über den Zustand ihrer Vitalparameter?
- Fühlen Sie sich sicherer oder unsicherer bzgl. Ihrer Gesundheit?
- Warum?
- Hat das Vitaldatenmonitoring zu einer Änderung in Ihrem gesundheitlichen Verhalten geführt?
- Wie ist Ihr Gefühl bzgl. der Beendigung des Vitaldatenmonitorings? (bitte erläutern)

### 3. Einfluss von Technologie auf Ärzt\*innen-Bewohner\*innen-Beziehung

- Was wurde Ihnen von den Pflegenden/Marton/Yu/Technikunit über das Vitaldatenmonitoring gesagt?
- Haben Sie alles verstanden?

- Was würden Sie an der Aufklärung verändern?
- Was passiert mit den Daten, die Sie vermessen? (Kontrollfrage, ob Verständnis da ist)
- Wie zufrieden sind Sie derzeit mit Ihrer ärztlichen Versorgung? (Besuchszyklus, Besuchsdauer, Wartezeit)
- Hatten Sie den Eindruck, dass sich durch das Vitaldatenmonitoring etwas an Ihrer ärztlichen Versorgung verändert hat?
- Wenn ja, inwiefern?

### 4. Erfahrungen und allgemeine Haltung zu Technologie

- Wie bewerten Sie Ihre Fähigkeiten im Umgang mit diesen Geräten?
- Welche Erfahrungen haben Sie im Laufe des Projekts mit dem Einsatz von neuen Technologien gemacht?
- Hat sich Ihr Umgang mit technischen Geräten durch das Projekt verändert?

## Anhang 5

*Semi-strukturierter Interviewleitfaden zur Post-Befragung der Pfleger\*innen im Senior\*innenhaus*

### 1. Auswahl von Bewohner\*innen

- War die Auswahl von Bewohner\*innen für das Vitaldatenmonitoring geeignet?
- Falls nein, warum nicht?
- Wie schätzen Sie die Haltung Ihrer Bewohner\*innen gegenüber einem Vitaldatenmonitoring ein?
- Welche Rolle hat die Selbstwirksamkeit der Bewohner\*innen gespielt? (subjektive Kompetenzerwartung an sich selbst, neue oder schwierige Anforderungssituationen bewältigen zu können)
- Welche Rolle hat die technologische Affinität der Bewohner\*innen gespielt?
- Welche Rolle haben soziale Faktoren der Bewohner\*innen gespielt? (Unterstützung im sozialen Umfeld/Motivation hinter einem persönlichen Gespräch mit ärztlichem Fachpersonal als sozialer Kontakt?)
- Was sind aus Ihrer Sicht geeignete Auswahlkriterien, um Patient\*innen auszuwählen, die für ein eigenständiges Vitaldatenmonitoring geeignet sind?

## 2. Prozesse der Vitaldatenerhebung

- Hat sich Ihre Meinung zu einem verschriebenen Vitaldatenmonitoring für Ihre Bewohner*innen verändert?
- Was sind Ihre Erfahrungen mit dem Vitaldatenmonitoring? (tägliche Handhabung, Probleme/Bedenken, technische Fragen, klinische Fragen, organisatorische Fragen)
- Sind Sie zufrieden?
- Gab es Probleme?
- War der administrative Support ausreichend?
- Haben sich für Sie Veränderungen durch das Vitaldatenmonitoring ergeben? (Kommunikation im Pflegeteam, Änderungen der Medikation, Einhaltung des Medikamentenplans, Auswirkungen des potenziellen Feedbacks, Arbeitsbelastung, Reorganisation)
- Haben sich für die Patient*innen Veränderungen durch das Vitaldatenmonitoring ergeben? (Technologienutzung, Veränderungen in der Art und Weise, wie sie ihren Zustand sehen/handhaben (Angst/Beruhigung/Kontrolle/Selbstfürsorge), Auswirkungen des Feedbacks)
- Hat diese technologische Intervention Konsequenzen hinsichtlich Ihrer Arbeit gehabt?
- z. B. Gefühl der Sicherheit oder Gefühl der Kontrolle?
- Was waren die Vorteile/Potenziale bzw. Nachteile/Risiken des Vitaldatenmonitorings?
- Gibt es Verbesserungspotenzial im Prozess des Vitaldatenmonitorings?

## 3. Einfluss von Technologie auf die Beziehung der bewohner*innenzentrierten Versorgung

- Hat die Technologie Ihrer Meinung nach Einfluss auf die Beziehung zwischen Ihnen und den Bewohner*innen? (aus Ihrer Sicht und der Sicht der Bewohner*innen)
- Wie haben Sie als medizinisches Personal die Einstellungen von Bewohner*innen zum Vitaldatenmonitoring wahrgenommen? (Technologienutzung, Probleme mit Technologie)
- Welche Möglichkeiten und Grenzen sehen Sie für die Vitaldatenerhebung hinsichtlich der patient*innenzentrierten Versorgung?

## 4. Erfahrungen und allgemeine Haltung zu Technologie

- Welche Erfahrungen haben Sie im Laufe des Projekts mit dem Einsatz von neuen Technologien gemacht?
- Hat sich Ihr Umgang mit technischen Geräten durch das Projekt verändert?
- Hat sich die Beurteilung des Nutzens digitaler Technologien im Gesundheitswesen verändert?

## 5. Berufsbild medizinisches Personal

- Inwieweit glauben Sie, dass digitale Technologien das Berufsbild der Pflegerin/des Pflegers verändern werden?
- Wie stellen Sie sich Ihren eigenen Arbeitsalltag in der Zukunft vor?

# Anhang 6

*Semi-strukturierter Interviewleitfaden zur Post-Befragung der Ärzt\*innen in den Phasen 1 und 2*

## 1. Prozesse der Vitaldatenerhebung

- Hat sich Ihre Meinung zu einem verschriebenen Vitaldatenmonitoring für Ihre Patient\*innen verändert?
- Was sind Ihre Erfahrungen mit dem Vitaldatenmonitoring/dem Ärzt\*innen-Frontend? (tägliche Handhabung, Probleme/Bedenken, technische Fragen, klinische Fragen, organisatorische Fragen)
- Sind Sie zufrieden?
- Gab es Probleme?
- War der administrative Support ausreichend?
- Haben sich für Sie Veränderungen durch das Vitaldatenmonitoring ergeben? (Kommunikation im Pflegeteam, Änderungen der Medikation, Auswirkungen des Feedbacks, Arbeitsbelastung, Reorganisation)
- Haben sich für die Patient\*innen Veränderungen durch das Vitaldaten-monitoring ergeben? (Technologienutzung, Veränderungen in der Art und Weise, wie sie ihren Zustand sehen/handhaben (Angst/Beruhigung/Kontrolle/Selbstfürsorge), Auswirkungen des Feedbacks)
- Was sind die Vorteile/Potenziale bzw. Nachteile/Risiken des Vitaldaten-monitorings?
- Gibt es Verbesserungs-/Erweiterungspotenzial im Prozess des Vitaldaten-monitorings/im Ärzt\*innen-Frontend?
- Welche Wege des Feedbacks könnten Sie sich in Zukunft vorstellen?
- Werden weitere Daten zur Diagnose/Behandlung benötigt?
- Hat das Vitaldatenmonitoring zu einer Reduktion der Arbeitsbelastung geführt? (Effizienz Patient\*innengespräch)
- Sollten die Pflegekräfte auch Zugriff auf die Daten haben, um unterstützend Fälle zu bewerten?

2. **Einfluss von Technologie auf die Beziehung der patient\*innenzentrierten Versorgung**

- Hat die Technologie Ihrer Meinung nach die Beziehung zwischen Ihnen und den Bewohner\*innen verändert? (aus Ihrer Sicht und der Sicht der Bewohner\*innen)
- Helfen die Daten, das Befinden besser zu eruieren?
- Wie nehmen Sie als Arzt/Ärztin die Einstellungen von Bewohner\*innen zur zunehmenden Digitalisierung im Gesundheitswesen nun wahr?
- Technologienutzung
- Probleme mit Technologie (aus Sicht der Patient\*innen und Pflege)
- Welche Möglichkeiten und Grenzen sehen Sie für die Vitaldatenerhebung hinsichtlich der patient\*innenzentrierten Versorgung? (Kommunikationsausweitung)

3. **Erfahrungen und allgemeine Haltung zu Technologie**

- Wie bewerten Sie Ihre eigene Affinität im Umgang mit den Vitaldaten im Ärzt\*innen-Frontend?
- Was ist Ihre derzeitige Bewertung im Hinblick auf die Nutzung der Datenmedizin?
- Hat sich die Beurteilung des Nutzens digitaler Technologien im Gesundheitswesen verändert?

4. **Berufsbild medizinisches Personal**

- Inwieweit glauben Sie, dass digitale Technologien das Berufsbild der Ärztin/ des Arztes verändern werden?
- Was wünschen Sie sich für die Digitalisierung des Gesundheitswesens im Allgemeinen?
- Was sind Kompetenzen, die medizinisches Personal in Zukunft besitzen muss? (Wissen über digitale Therapieangebote, Verschreibung von sensorbasierten Messungen und Wissen über entsprechende Technologie, wie sollte es integriert werden?)
- Wie stellen Sie sich Ihren eigenen Arbeitsalltag in der Zukunft vor? (z. B. Delegation – spezialisiertes Personal notwendig?)

# Literatur

Bertelsmann Stiftung (2018) Stand der Digital-Health-Entwicklung in 17 untersuchten Ländern. https://www.bertelsmann-stiftung.de/de/unsere-projekte/der-digitale-patient/projektthemen/smarthealthsystems/stand-der-digital-health-entwicklung. Zugegriffen am 16.05.2023

Brohman K et al (2020) Cascading feedback: a longitudinal study of a feedback ecosystem for telemonitoring patients with chronic disease. MIS Q 44:421–450. https://doi.org/10.25300/MISQ/2020/15089

Cimperman M et al (2016) Analyzing older users' home telehealth services acceptance behavior – applying an extended UTAUT model. Int J Med Inform 90:22–31. https://doi.org/10.1016/j.ijmedinf.2016.03.002. epub 2016 Mar 15, PMID: 27103194

Davis FD (1989) Perceived usefulness, perceived ease of use, and user acceptance of information technology. MIS Q 13(3):319–340. Appendix A

van Doorn-van Atten MN et al (2018) Telemonitoring to improve nutritional status in community-dwelling elderly: design and methods for process and effect evaluation of a non-randomized controlled trial. BMC Geriatr 18:284. https://doi.org/10.1186/s12877-018-0973-2. PMID: 30445922, PMCID: PMC6240290

Hamari J et al (2014) "Does gamification work? – a literature review of empirical studies on gamification", conference: 47th Hawaii international conference on system sciences, Waikoloa, HI, USA, S. 3025–3034. https://doi.org/10.1109/HICSS.2014.377

Hoffmann W, Fleßa S, van den Berg, N. (2021) Gesundheitsversorgung im ländlichen Raum. Bundeszentrale für politische Bildung. https://www.bpb.de/themen/stadt-land/laendliche-raeume/334219/gesundheitsversorgung-im-laendlichen-raum/. Zugegriffen am 16.05.2023

Kassenärztliche Bundesvereinigung (KBV) (2021) Gesundheitsdaten – Regionale Verteilung der Ärztinnen und Ärzte in der vertragsärztlichen Versorgung. https://gesundheitsdaten.kbv.de/cms/html/16402.php. Zugegriffen am 16.05.2023

Mayring P (2010) Qualitative Inhaltsanalyse. In: Mey G, Mruck K (Hrsg) Handbuch Qualitative Forschung in der Psychologie. VS Verlag für Sozialwissenschaften, Wiesbaden, S 601–613

McGloin H et al (2020) Patient empowerment using electronic telemonitoring with telephone support in the transition to insulin therapy in adults with type 2 diabetes: observational, pre-post, mixed methods study. J Med Internet Res 22(5):e16161. https://doi.org/10.2196/16161. PMID: 32406854, PMCID: 7256748

Statistisches Bundesamt (Destatis) (2023) 15. koordinierte Bevölkerungsvorausberechnung für Deutschland. Wiesbaden. https://service.destatis.de/bevoelkerungspyramide/index.html#!y=2058&v=2&o=2060v2. Zugegriffen am 16.05.2023

Printed in the United States
by Baker & Taylor Publisher Services